小児特発性
ネフローゼ症候群
診療ガイドライン
2020

監修

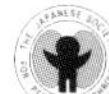

日本小児腎臓病学会
The Japanese Society for Pediatric Nephrology

作成

難治性疾患政策研究事業
「小児腎領域の希少・難治性疾患群の診療・研究体制の確立」
（厚生労働科学研究費補助金）

since 1914 診断と治療社

刊行にあたって

本ガイドラインは，難治性疾患政策研究事業「小児腎領域の希少・難治性疾患群の診療・研究体制の確立」(厚生労働科学研究費補助金)(研究代表者：石倉健司先生)の事業として，日本小児腎臓病学会の監修により作成されました．

本ガイドラインは，2013年に日本小児腎臓病学会の事業として公表・出版された「小児特発性ネフローゼ症候群診療ガイドライン2013」の改訂版となりますが，改訂に際しては，いくつかの改良点や特徴があります．

まず，本ガイドラインは，「Minds診療ガイドライン作成の手引き2014」に可能な限り準拠して作成されました．本ガイドラインで取り上げられたクリニカルクエスチョン(CQ)はいずれも厳選されたものであり，システマティックレビューでエビデンスが評価され，推奨グレード(推奨の強さとエビデンス総体の強さ)が示されています．

次に，本ガイドラインでは，作成初期の段階から，成人診療科(腎臓内科)の丸山彰一先生にご参画いただきました．近年の報告により，小児期発症ネフローゼ症候群患者の約20～50%は小児期に治癒せず成人期に達することが明らかにされています．そのため，本ガイドラインでは，小児期発症ネフローゼ症候群患者の移行医療に十分に配慮しているのが特徴の一つです．

本ガイドラインは，2013年のガイドラインで記載された薬物療法や一般療法の改訂に加えて，総論として，疾患概念・病因，定義，腎生検の適応，疫学，予後，そして遺伝学的検査の意義と適応が，さらに付記として，柑橘類摂取がカルシニューリン阻害薬血中濃度に与える影響，コエンザイムQ10欠乏症に対する治療，ネフローゼ症候群の合併症(脂質異常症，血栓症，高血圧)，医療助成制度がまとめられています．いずれの事項も最新の知見が，簡潔・明瞭に記述されており，小児の腎臓専門医のみならず成人の腎臓専門医，さらに一般小児科や成人診療科の先生方の日常診療に大いに役立ち，さまざまな場面で活用されるものと確信しております．

最後に，本ガイドラインの作成にご尽力いただいた作成委員のメンバーや関係者の皆様に心より敬意を表し，また深く感謝申し上げます．

2020年3月

一般社団法人　日本小児腎臓病学会　理事長
服部元史

序文

このたび,「小児特発性ネフローゼ症候群診療ガイドライン 2020」の刊行にあたり一言ご挨拶申し上げます．小児特発性ネフローゼ症候群に対する日本小児腎臓病学会の最初のガイドラインは，2005 年に作成された「小児特発性ネフローゼ症候群薬物治療ガイドライン 1.0 版」です．その 8 年後,「小児特発性ネフローゼ症候群診療ガイドライン 2013」として改訂を行い，書籍刊行をいたしました．今回さらに最新知見とトピックを加え，難治性疾患政策研究事業「小児腎領域の希少・難治性疾患群の診療・研究体制の確立」(厚生労働科学研究費補助金)と日本小児腎臓病学会が協力のうえ,「小児特発性ネフローゼ症候群診療ガイドライン 2020」として刊行いたします．

小児特発性ネフローゼ症候群は，小児腎臓病領域で最も重要な疾患の一つです．本疾患は，わが国を含むアジアで頻度が高いことが近年の疫学研究で明らかになってきました．免疫抑制療法の発達によりかなり寛解率や再発のコントロールが改善してきましたが，いまだに難治例が存在します．そして患者の方々は，高度な浮腫や急性腎障害，高血圧，血栓症，感染症など様々な病態のため，その生活は大きく脅かされます．また寛解状態や再発抑制の多くは薬剤依存性であり，非常に長期間の療養を要します．

本ガイドラインは臨床医に対し，上に述べた小児特発性ネフローゼ症候群の診療上の問題点に関しての最新のエビデンスとそれに基づく推奨を示すことを目的に作成されました．そしてそれぞれの内容に応じて，クリニカルクエスチョン(CQ)形式と記述形式にて記載しました．薬物療法に関しては様々なエビデンスもあり，CQ 形式で問題点に対してダイレクトに答えるようにしています．一方必ずしも CQ 形式になじまないような疫学的な事項や，あるいはまだエビデンスが乏しい一般療法に関しては記述的に説明する形式をとりました．

さらに今回は，遺伝学的検査，移行医療などを積極的に取り上げました．これは単に小児特発性ネフローゼ症候群の診療にとどまらず，近年の小児医療の進歩，変化を反映したものです．予防接種に関する記述も，前回のガイドラインよりさらに詳細な記載としました．また付記でも様々なトピックを取り上げ，免疫抑制療法にとどまらない小児特発性ネフローゼ症候群診療の様々な側面をカバーし，複雑な診療を支援することを心がけました．

最後になりますが，本ガイドラインには多くのわが国発のエビデンスが取り上げられています．これはひとえに，長年，日本小児腎臓病学会が取り組んできたものの輝かしい成果だといえます．このように本学会のこれまでの努力が大きく反映された本ガイドラインが，少しでも小児特発性ネフローゼ症候群診療に貢献できることを祈念しています．

2020 年 3 月

難治性疾患政策研究事業
「小児腎領域の希少・難治性疾患群の診療・研究体制の確立」
(厚生労働科学研究費補助金)
研究代表者
石倉健司

目次

本書では以下のように表記した.
・副腎皮質ステロイド薬 … ステロイド
・Kidney Disease：Improving Global Outcomes … KDIGO
・International Study of Kidney Disease in Children … ISKDC

小児特発性ネフローゼ症候群診療ガイドライン 2020　委員一覧

監修

一般社団法人　日本小児腎臓病学会

作成

難治性疾患政策研究事業
「小児腎領域の希少・難治性疾患群の診療・研究体制の確立」
（厚生労働科学研究費補助金）

研究代表者　石倉健司　北里大学医学部小児科学
研究分担者　丸山彰一　名古屋大学医学部腎臓内科
　　　　　　濱田　陸　東京都立小児総合医療センター腎臓内科

[ガイドライン統括委員会(50 音順)]

郭　義胤　福岡市立こども病院腎疾患科
濱田　陸　東京都立小児総合医療センター腎臓内科
丸山彰一　名古屋大学医学部腎臓内科

[ガイドライン作成チーム(50 音順)]

稲葉　彩　横浜市立大学附属市民総合医療センター小児科
貝藤裕史　兵庫県立こども病院腎臓内科
木全貴久　関西医科大学小児科学講座
近藤秀治　徳島大学病院地域小児科診療部
佐古まゆみ　国立成育医療研究センター臨床研究センター開発推進部臨床試験推進室
佐藤　舞　国立成育医療研究センター器官病態系内科部腎臓・リウマチ・膠原病科
杉本圭相　近畿大学医学部小児科学教室
田中征治　久留米大学医学部小児科
長岡由修　札幌医科大学医学部小児科学講座
野津寛大　神戸大学大学院医学研究科内科系講座小児科学分野
橋本淳也　東邦大学医学部腎臓学講座
三浦健一郎　東京女子医科大学腎臓小児科
山本雅紀　聖隷浜松病院小児科

河合富士美　聖路加国際大学学術情報センター

患者会（東京「腎炎・ネフローゼ児」を守る会）

[システマティックレビューチーム(50音順)]

稲葉　彩　横浜市立大学附属市民総合医療センター小児科
貝藤裕史　兵庫県立こども病院腎臓内科
木全貴久　関西医科大学小児科学講座
近藤秀治　徳島大学病院地域小児科診療部
杉本圭相　近畿大学医学部小児科学教室
長岡由修　札幌医科大学医学部小児科学講座
橋本淳也　東邦大学医学部腎臓学講座
山本雅紀　聖隷浜松病院小児科

河合富士美　聖路加国際大学学術情報センター

査読委員

【日本小児腎臓病学会学術委員】(50音順)

神田祥一郎　東京大学医学部小児科
清水正樹　金沢大学小児科

外部評価

【日本腎臓学会】

謝辞
第Ⅰ章 総論「6 遺伝学的検査」の執筆に関して，森貞直哉先生(兵庫県立こども病院臨床遺伝科)に貴重なご助言を賜りましたことに，謹んで感謝申し上げます．

本ガイドライン2020の作成について

本ガイドライン2020は，難治性疾患政策研究事業「小児腎領域の希少・難治性疾患群の診療・研究体制の確立」(厚生労働科学研究費補助金)の一事業として，日本小児腎臓病学会の監修により作成された．

1 目的

小児特発性ネフローゼ症候群は，小児腎臓病領域で非常に重要な疾患である．わが国では2013年に行われた疫学調査により，1年間に小児10万人に6.5人が発症し，欧米と比較して約3倍の頻度で発症することが明らかとなっている[1)]．また2000年以降の調査では，実に20～50%と高率に疾患活動性を保ったまま成人に移行することも報告されている[2-5)]．そのため，小児特発性ネフローゼ症候群患者に対しては，副作用なども考慮しながら適切な長期の薬物療法ならびに一般療法を提供し，その管理の向上にあたることが重要であると考えられる．

それらを目的として，2005年に「小児特発性ネフローゼ症候群薬物治療ガイドライン1.0版」，2013年に「小児特発性ネフローゼ症候群診療ガイドライン2013」が作成されている．国際的にはKDIGOから「糸球体腎炎のためのKDIGO診療ガイドライン」が2012年に発表されており，そのなかで小児特発性ネフローゼ症候群の治療が触れられている．また成人領域では「エビデンスに基づくネフローゼ症候群診療ガイドライン2014」続いてそのマイナー改訂版である「エビデンスに基づくネフローゼ症候群診療ガイドライン2017」が作成されている．本ガイドラインは，2013年以降の新たなエビデンスを含み，移行医療に関して日本腎臓学会とも協同した内容となるべく，「エビデンスに基づくネフローゼ症候群診療ガイドライン2017」，「腎疾患の移行期医療支援ガイド－IgA腎症・微小変化型ネフローゼ症候群－」の作成委員とも連携をとりながら作成した．

本ガイドラインの対象疾患は，小児特発性ネフローゼ症候群のうち特に微小変化型，巣状分節性糸球体硬化症，びまん性メサンギウム増殖の小児期[骨端線閉鎖まで(目安として男児17歳頃，女児15歳頃)]の治療とした(膜性腎症，膜性増殖性糸球体腎炎や他の腎炎によるネフローゼ症候群は含まない)．ステロイドによる成長障害を考慮しなくてもよい時期に達した患者の治療に関しては適宜，成人領域のネフローゼ症候群診療ガイドラインも参考にしていただきたい．また，使用対象者は，小児腎臓病を専門とする医師に限定せず，広くわが国の小児科医，腎臓内科専門医とする．

2 作成手順

本ガイドラインは,「Minds 診療ガイドライン作成の手引き 2014」[6] に可能な限り準拠して作成した. ガイドライン作成委員として, ガイドライン統括委員会, ガイドライン作成チーム, システマティックレビューチームを編成した. ガイドライン作成チームは, 小児腎臓病を専門とする医師を中心に腎臓内科専門医, ヘルスサイエンス情報専門員上級資格者を加えて編成した. さらに, 患者とその家族の方々(患者会)にもご参加いただき, ご意見をいただいた.

システマティックレビューにおいては, スコープに従い, 日本医学図書館協会の協力のもと検索式を用いて網羅的・系統的に文献検索を行い, エビデンスを評価した. 主に用いたデータベースは, PubMed, 医中誌 Web, The Cochrane Library で, 検索対象期間は原則 2017 年 12 月までである. さらに, 必要に応じて索外の追加を行い, 適宜必要と考えられる文献を選択した. 原則査読のある論文を選択し, 言語は英語と日本語とした.

小児特発性ネフローゼ症候群は小児腎疾患のなかでは比較的頻度の高い疾患ではあるが, 成人のネフローゼ症候群と比較すると患者数は少ない. また小児を対象とした介入試験も限られている. そのためエビデンスが存在する管理方法は限られたものとなる. よってクリニカルクエスチョン(clinical question：CQ)の作成は, 薬物療法のなかでもエビデンスレベルを決定できる項目のみとし, その他の治療法は記述形式とした. CQ 形式で記載した項目では, 冒頭にステートメントと推奨グレード[推奨の強さ(**表 1**)とエビデンス総体の強さ(**表 2**)][6] を示し, 解説のなかでその根拠をエビデンスに基づき記載した. 推奨の強さとエビデンス総体の強さは, ガイドライン作成委員内で投票を行い 70% 以上の一致を採用条件とした. 70% に達しなかった CQ に関しては, 再度全員で意見交換を行い 70% の一致を得るまで再投票を行う方針とした.

表 1 推奨の強さ

[1]	強く推奨する
[2]	弱く推奨する(提案する)

表 2 エビデンス総体の強さ

A(強)	効果の推定値に強く確信がある
B(中)	効果の推定値に中程度の確信がある
C(弱)	効果の推定値に対する確信は限定的である
D(とても弱い)	効果の推定値がほとんど確信できない

2019 年 9 月に最終案について, 査読委員 2 名(日本小児腎臓病学会学術委員)と外部評価(日本腎臓学会)の評価を受けた. さらに 2019 年 11 月に日本小児腎臓病学会のウェブサイトに公開し, パブリックコメントを募集した. これらについて, 必要に応じて追記・修正を行い確定した.

日本腎臓学会：

第 1 回学術委員会査読	2019 年 9 月 12 日
学会承認	2020 年 6 月 12 日

日本小児腎臓病学会：

第 1 回学術委員会査読	2019 年 9 月 13 日
パブリックコメント募集	2019 年 11 月 25 日
学会承認	2020 年 6 月 27 日

3 主な改訂点について

* 「Minds 診療ガイドライン作成の手引き 2014」に準拠
* CQ を薬物療法の一部に限定し，CQ 形式と記述形式の混在する形式とした
* 初発時のプレドニゾロン投与方法に関する新たなエビデンスを記載
* 難治性ネフローゼ症候群に対するリツキシマブ治療の新たなエビデンスを記載
* 小児ネフローゼ症候群における遺伝学的検査の位置づけについて記載
* 移行医療に関して章を設けて記載

4 利益相反(COI)について

本ガイドラインの作成資金はすべて，難治性疾患政策研究事業「小児腎領域の希少・難治性疾患群の診療・研究体制の確立」(厚生労働科学研究費補助金)により支出された．

作成にかかわったメンバーは，日本小児腎臓病学会の定める利益相反(conflict of interest：COI)に関する申告書を作成し，事務局で管理し，適正にマネジメントしている．

日本小児腎臓病学会の定める利益相反に関する開示事項に則り以下に開示する．

石倉健司：①無し，②無し，③無し，④無し，⑤無し，⑥旭化成ファーマ株式会社，ノバルティス ファーマ株式会社，⑦無し，⑧無し，⑨無し

郭　義胤：①無し，②無し，③無し，④無し，⑤無し，⑥無し，⑦無し，⑧無し，⑨無し

濱田　陸：①無し，②無し，③無し，④無し，⑤無し，⑥無し，⑦無し，⑧無し，⑨無し

丸山彰一：①無し，②無し，③無し，④協和キリン株式会社，中外製薬株式会社，大日本住友製薬株式会社，株式会社三和化学研究所，⑤無し，⑥ブリストル・マイヤーズ スクイブ株式会社，⑦アステラス製薬株式会社，アレクシオンファーマ合同会社，大塚製薬株式会社，協和キリン株式会社，第一三共株式会社，大日本住友製薬株式会社，武田薬品工業株式会社，鳥居薬品株式会社，ファイザー株式会社，持田製薬株式会社，旭化成ファーマ株式会社，中外製薬株式会社，帝人ファーマ株式会社，MSD 株式会社，田辺三菱製薬株式会社，バクスター株式会社，⑧無し，⑨無し

稲葉　彩：①無し，②無し，③無し，④無し，⑤無し，⑥無し，⑦無し，⑧無し，⑨無し

貝藤裕史：①無し，②無し，③無し，④無し，⑤無し，⑥無し，⑦無し，⑧無し，⑨無し

木全貴久：①無し，②無し，③無し，④無し，⑤無し，⑥無し，⑦無し，⑧無し，⑨無し

近藤秀治：①無し，②無し，③無し，④無し，⑤無し，⑥無し，⑦無し，⑧無し，⑨無し

佐古まゆみ：①無し，②無し，③無し，④無し，⑤無し，⑥無し，⑦無し，⑧無し，⑨無し

佐藤　舞：①無し，②無し，③無し，④無し，⑤無し，⑥無し，⑦無し，⑧無し，⑨無し

杉本圭相：①無し，②無し，③無し，④無し，⑤無し，⑥無し，⑦無し，⑧無し，⑨無し

田中征治：①無し，②無し，③無し，④無し，⑤無し，⑥無し，⑦無し，⑧無し，⑨無し

長岡由修：①無し，②無し，③無し，④無し，⑤無し，⑥無し，⑦無し，⑧無し，⑨無し

野津寛大：①無し，②無し，③無し，④無し，⑤無し，⑥無し，⑦無し，⑧無し，⑨無し

橋本淳也：①無し，②無し，③無し，④無し，⑤無し，⑥無し，⑦無し，⑧無し，⑨無し

三浦健一郎：①無し，②無し，③無し，④無し，⑤無し，⑥無し，⑦無し，⑧無し，⑨無し

山本雅紀：①無し，②無し，③無し，④無し，⑤無し，⑥無し，⑦無し，⑧無し，⑨無し

河合富士美：①無し，②無し，③無し，④無し，⑤無し，⑥無し，⑦無し，⑧無し，⑨無し

① 企業や営利を目的とした団体の役員，顧問職の有無と報酬(年間 100 万円以上).
② 株式の保有と株式による利益(年間 100 万円以上)，あるいは当該全株式の 5% 以上の所有の有無.
③ 企業や営利を目的とした団体からの知的財産権の対価として支払われた報酬(1 件あたり年間 100 万円以上).
④ 企業や営利を目的とした団体から, 会議の出席(発表, 助言など)に対し, 拘束した時間・労力に対して支払われた日当(講演料等)(一つの企業・団体からの年間 50 万円以上).
⑤ 企業や営利を目的とした団体から，パンフレット，座談会記事等の執筆に対して支払われた原稿料等(一つの企業・団体から年間 50 万円以上).
⑥ 企業や営利を目的とした団体から提供された研究費(一つの企業・団体から申告者個人または申告者が所属する部局(講座・分野)あるいは申告者が長となっている部局に割り当てられた総額が年間 100 万円以上).
⑦ 企業や営利を目的とした団体から提供された奨学(奨励)寄附金(一つの企業・団体から年間 100 万円以上).
⑧ 企業や営利を目的とした団体が提供する寄附講座に申告者が所属している場合.
⑨ 研究と直接無関係な旅行・贈答品等の提供(一つの企業・団体から年間 5 万円以上).

またアカデミック COI にも配慮し，全国の小児腎臓病を専門とする医師から委員を選抜するとともに日本腎臓学会の学会員からもメンバーに加わっていただき委員構成を行った.

5 今後の予定

本ガイドラインは，書籍が発行されてから 1 年後を目途に，日本小児腎臓病学会のウェブサイトに公開する予定である．また，2020 年度より難治性疾患政策研究事業「小児腎領域の希少・難治性疾患群の診療・研究体制の発展」(厚生労働科学研究費補助金)として，発刊後の本ガイドラインの臨床現場への浸透状況を評価し，次回改訂に反映させる予定である.

6 改訂予定

本ガイドラインは，わが国における小児特発性ネフローゼ症候群治療に対するガイドラインの 2 回目の改訂である．前回のガイドライン 2013 から今回の改訂までにも重要なエビデンスの追加や移行医療への着目など多くの変化が存在した．本ガイドライン作成中にも進行中の臨床試験が存在することから，今後のエビデンスの追加状況や本ガイドラインの臨床現場への浸透状況などを考慮した 3 ～ 5 年後を目途に，次回の改訂を行う予定である.

7 使い方

エビデンスに基づく医療(evidence-based medicine：EBM)は現代医療に不可欠であるが，「エビデンスに基づいた医療＝ガイドライン」とは限らないことに注意が必要である．そもそもEBMはbest research evidence(エビデンス)，clinical expertise(臨床的技能)，patients' values(患者の価値観)の統合であり，エビデンスのみが重要ということではない[7]．特に近年，informed consentをさらに進めたshared decision making(SDM)，すなわち医療提供者と患者やその家族の方々が最善のエビデンスに基づき，患者にとって最善の治療法を選択することの重要性がクローズアップされており[8]，そのツールの一つとしてガイドラインが有用である．

また，ガイドラインの記載内容がすべていわゆるエビデンスレベルの高い臨床試験に基づくわけではなく，診断法や治療法は経験に基づくものも多い．ガイドラインは個々の医療者の経験を否定するものではなく，ガイドラインの記載内容を使用者自身が吟味し，自らの経験を加味し，目の前の患者にとって最善と考えられる選択がなされるべきである．

なお，本ガイドラインは医事紛争や医療訴訟における判断基準を示すものではない．

8 適応外使用について

薬物療法については適応外使用となる記載も含まれている．実際の使用にあたっては薬剤の特性，副作用を十分に理解し，慎重に用いる必要がある．また，適応外使用にあたっては小児腎臓病を専門とする医師との連携のうえで行うことが望ましい．

文献

1) Kikunaga K, et al. ; Japanese Pediatric Survey Holding Information of NEphrotic syndrome(JP-SHINE)study of the Japanese Study Group of Renal Disease in Children : High incidence of idiopathic nephrotic syndrome in East Asian children : a nationwide survey in Japan(JP-SHINE study). Clin Exp Nephrol 2017 ; 21 : 651-657.

2) Fakhouri F, et al. : Steroid-sensitive nephrotic syndrome : from childhood to adulthood. Am J Kidney Dis 2003 ; 41 : 550-557.

3) Rüth EM, et al. : Children with steroid-sensitive nephrotic syndrome come of age : long-term outcome. J Pediatr 2005 ; 147 : 202-207.

4) Kyrieleis HA, et al. : Long-term outcome of biopsy-proven, frequently relapsing minimal-change nephrotic syndrome in children. Clin J Am Soc Nephrol 2009 ; 4 : 1593-1600.

5) Ishikura K, et al. ; Japanese Study Group of Renal Disease in Children : Morbidity in children with frequently relapsing nephrosis : 10-year follow-up of a randomized controlled trial. Pediatr Nephrol 2015 ; 30 : 459-468.

6) Minds 診療ガイドライン作成の手引き 2014．福井次矢ほか監修：東京，医学書院，2014.

7) Sackett DL, et al. : Evidence based medicine : what it is and what it isn't. BMJ 1996 ; 312 : 71-72.

8) Stiggelbout AM, et al. : Shared decision making : really putting patients at the centre of healthcare. BMJ 2012 ; 344 : e256.

CQ・推奨一覧

CQ1	小児特発性ネフローゼ症候群の初発時治療において，プレドニゾロンは8週間治療（ISKDC法）と12週間以上治療（長期漸減法）のどちらが推奨されるか	推奨グレード	一致率
	小児特発性ネフローゼ症候群の初発時治療は，8週間治療（ISKDC法）を選択することを推奨する	**1B**	**100%**

CQ2	小児頻回再発型・ステロイド依存性ネフローゼ症候群に対して免疫抑制薬は推奨されるか	推奨グレード	一致率
	小児頻回再発型・ステロイド依存性ネフローゼ症候群では，種々のステロイドの副作用が出現するため，免疫抑制薬の導入を推奨する	**1B**	**94%**
1.	シクロスポリンを投与することを推奨する	**1B**	**100%**
2.	シクロホスファミドを投与することを推奨する	**1B**	**94%**
3.	ミゾリビンを投与することを提案する（適応外使用）	**2C**	**100%**
4.	ミコフェノール酸モフェチルを投与することを提案する（適応外使用）	**2C**	**100%**
5.	タクロリムスを投与することを提案する（適応外使用）	**2C**	**88%**

CQ3	小児期発症難治性頻回再発型・ステロイド依存性ネフローゼ症候群に対しリツキシマブ治療は推奨されるか	推奨グレード	一致率
	小児期発症難治性頻回再発型・ステロイド依存性ネフローゼ症候群に対して，リツキシマブを寛解維持のために投与することを提案する	**2B**	**82%**

CQ4	小児ステロイド抵抗性ネフローゼ症候群に対して免疫抑制薬は推奨されるか	推奨グレード	一致率
1.	小児ステロイド抵抗性ネフローゼ症候群に対しては，ステロイドにシクロスポリンを併用することを推奨する	**1B**	**100%**
2.	ステロイドパルス療法とシクロスポリンの併用は寛解導入に有効な可能性があり，使用することを提案する	**2C**	**94%**
3.	タクロリムスは美容的な副作用などによりシクロスポリンを使用できないステロイド抵抗性ネフローゼ症候群に対する寛解導入の選択肢として提案する（適応外使用）	**2B**	**88%**
4.	ミコフェノール酸モフェチルは副作用などによりカルシニューリン阻害薬など他の免疫抑制薬を使用できないステロイド抵抗性ネフローゼ症候群に対する寛解導入の選択肢として提案する（適応外使用）	**2C**	**94%**
5.	シクロホスファミドの経口投与は小児ステロイド抵抗性ネフローゼ症候群の寛解導入療法として使用しないことを推奨する	**1B**	**100%**

第Ⅰ章
総　論

1 疾患概念・病因

要 約

- ネフローゼ症候群は，糸球体毛細血管障害により，高度蛋白尿と低アルブミン血症，全身性浮腫をきたす病態の総称である．
- 小児ネフローゼ症候群の約 90% が特発性ネフローゼ症候群（一次性ネフローゼ症候群）である．

ネフローゼ症候群は，糸球体毛細血管障害により，高度蛋白尿と低アルブミン血症の結果，全身性浮腫をきたす病態の総称である．欧米では 1 年間に小児 10 万人に 2 人が発症すると報告されている[1)]が，わが国では 2013 年に行われた疫学調査により，1 年間に小児 10 万人に 6.5 人が発症し欧米に比較して約 3 倍であることが明らかとなった[2)]（p. 12「**4 疫学**」参照）．

また，小児ネフローゼ症候群の原疾患としては，原因が不明な特発性ネフローゼ症候群（idiopathic nephrotic syndrome：INS，一次性ネフローゼ症候群に含まれる）が約 90% を占め（20 歳以上では約 60%）（**図 1**）[a)]，そのうち約 80% が微小変化型であるのが特徴である[b,c)]（p. 7「**3 腎生検**」参照）．本ガイドライン 2020 の対象疾患は，小児特発性ネフローゼ症候群のうち特に微小変化型，巣状分節性糸球体硬化症，びまん性メサンギウム増殖とし，近年知見の集積の多い遺伝性巣状分節性糸球体硬化症に関しても重要な鑑別疾患として記載する．

小児特発性ネフローゼ症候群における糸球体毛細血管障害の病因としては，①T 細胞機能異常，②液性因子（circulating factor），③遺伝子異常（スリット膜などを中心としたポドサイト構成成分の），が考えられているが，まだ確固たるものは証明されていない．

①T 細胞機能異常に関しては，1974 年に Shalhoub が提唱した「リンパ球機能異常説」[3)]に端を発する．すなわち 1. 微小変化型の患者でステロイドやカルシニューリン阻害薬が効果を発揮する，2. 微小変化型が細胞性免疫を低下させる麻疹やマラリア罹患に伴い寛解することがある，3. T 細胞機能異常をきたすような悪性リンパ腫などの患者に腫瘍随伴症として微小変化型を合併する，などの事象からの示唆である．

②液性因子の関与は，ステロイド抵抗性ネフローゼ症候群（steroid-resistant nephrotic syndrome：SRNS）における研究結果から想定されている．1. ステロイド抵抗性ネフローゼ症候群患者の血清を投与されたマウスがネフローゼ症候群を発症する[4)]，2. 腎移植後ネフローゼ症候群を再発した患者の一部で血漿交換療法が奏功する[5)]，移植腎臓にネフローゼ症候群

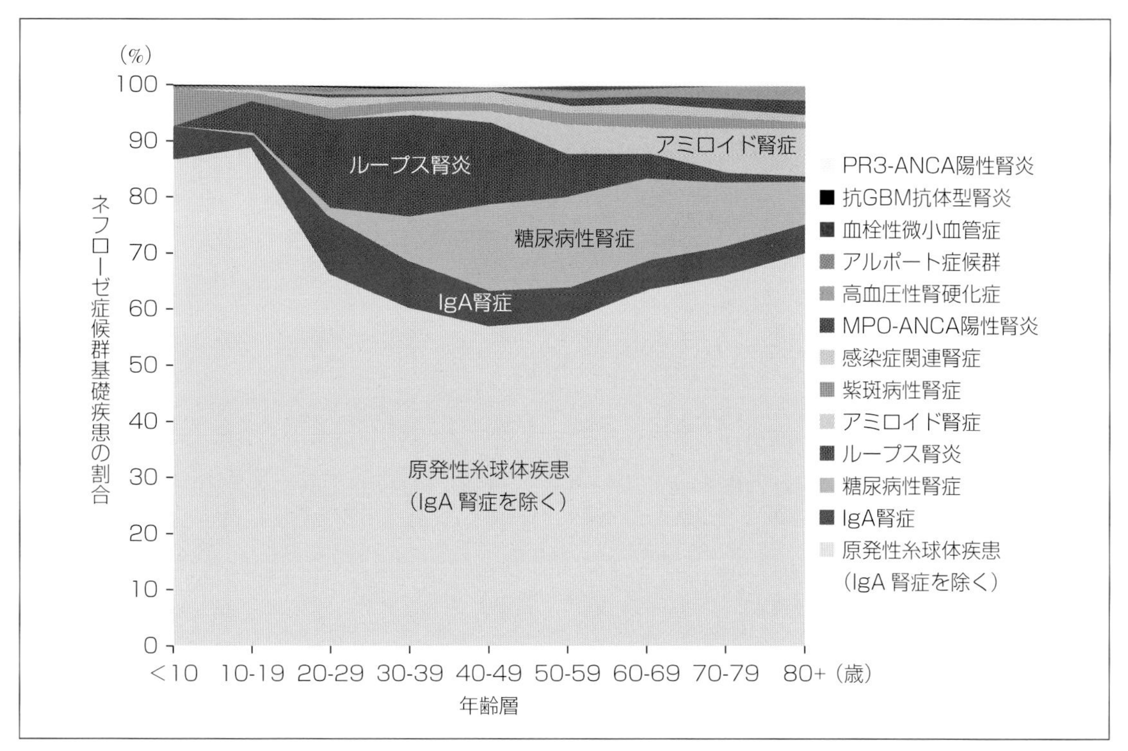

図1 ネフローゼ症候群基礎疾患・年齢層分布

(日本腎臓学会：追加資料：ネフローゼ症候群統計．臨床統計 腎臓病総合レジストリーレポート一覧．〈https://cdn.jsn.or.jp/news/160617_kp-2.pdf〉より)(2018.7.30 にアクセス)

を再発した患者において速やかに移植腎臓を摘出して他の患者に再移植するとネフローゼ症候群が寛解する[6]，ということが知られている．液性因子の候補として，ヘモペキシン，血管透過性亢進因子(vascular permeability factor：VPF)，血管内皮細胞増殖因子(vascular endothelial growth factor：VEGF)，活性酸素，可溶性ウロキナーゼ受容体(soluble urokinase receptor：suPAR)，インターロイキン -13 および 18，tumor necrosis factor alpha(TNFα)，cardiotrophin-like cytokine factor 1(CLC-1)などが報告されている[7-18]が，いまだに再現性のある結果が得られているものがなく，液性因子およびそれを発現させ得る免疫異常の本態はいまだ明らかとなっていない．

③遺伝子異常に関しては，1998 年の Tryggvason らによるフィンランド型先天性ネフローゼの原因遺伝子の発見[19](*NPHS1* 遺伝子異常)を契機として，ポドサイト構成蛋白にかかわる遺伝子研究が進んだ．その後の家族性のステロイド抵抗性ネフローゼ症候群や巣状分節性糸球体硬化症の遺伝子解析からスリット膜成分，ポドサイト内のアクチン骨格構成成分，糸球体基底膜およびポドサイト - 糸球体基底膜接合部成分，ポドサイト膜の陰性荷電にかかわる成分の遺伝子異常が約 50 以上同定されている(p. 17「6 遺伝学的検査」参照)．これらの成果から，ネフローゼ症候群の蛋白漏出機序にポドサイト障害が重要であることが明らかとなったが，特発性ネフローゼ症候群に占める単一遺伝子異常症例はわずか(ステロイド抵抗性ネフローゼ症候群の約 30%)であり，特にステロイド感受性の特発性ネフローゼ症候群においては稀である．かつてから免疫異常の病因への関与と発症頻度における人種差から，ステロイド感受性ネフローゼ症候群(steroid-sensitive nephrotic syndrome：SSNS)における疾患

感受性遺伝子としてHLAの関与が示唆されてきた[20,21]．近年の大規模なゲノムワイド関連解析（Genome Wide Association Study：GWAS）から，南アジアおよび欧米白人で*HLA-DQA1*および*PLCG2*[22]，日本人では*HLA-DR/DQ*[23]との関連が示唆されている．

参考にした二次資料

a）日本腎臓学会：追加資料：ネフローゼ症候群統計．臨床統計 腎臓病総合レジストリーレポート一覧．（2018.7.30 にアクセス）（https://cdn.jsn.or.jp/news/160617_kp-2.pdf）

b）Niaudet P, et al. : Idiopathic Nephrotic Syndrome in Children : Clinical Aspects. in Pediatric Nephrology, Seventh Edition, edited by Avner ED, et al., Berlin Heidelberg, Springer-Verlag, 2016, 839-882.

c）飯島一誠：特発性ネフローゼ症候群．小児腎臓病学 改訂第2版．日本小児腎臓病学会編集，東京，診断と治療社，2017 : 218-225.

文献

1）Schlesinger ER, et al. : The nephrotic syndrome. Its incidence and implications for the community. Am J Dis Child 1968 ; 116 : 623-632.

2）Kikunaga K, et al. ; Japanese Pediatric Survey Holding Information of NEphrotic syndrome（JP-SHINE）study of the Japanese Study Group of Renal Disease in Children : High incidence of idiopathic nephrotic syndrome in East Asian children : a nationwide survey in Japan（JP-SHINE study）. Clin Exp Nephrol 2017 ; 21 : 651-657.

3）Shalhoub RJ : Pathogenesis of lipoid nephrosis : a disorder of T-cell function. Lancet 1974 ; 2 : 556-560.

4）Zimmerman SW : Increased urinary protein excretion in the rat produced by serum from a patient with recurrent focal glomerular sclerosis after renal transplantation. Clin Nephrol 1984 ; 22 : 32-38.

5）Dantal J, et al. : Effect of plasma protein adsorption on protein excretion in kidney-transplant recipients with recurrent nephrotic syndrome. N Engl J Med 1994 ; 330 : 7-14.

6）Gallon L, et al. : Resolution of recurrent focal segmental glomerulosclerosis after retransplantation. N Engl J Med 2012 ; 366 : 1648-1649.

7）Bakker WW, et al. : Altered activity of plasma hemopexin in patients with minimal change disease in relapse. Pediatr Nephrol 2005 ; 20 : 1410-1415.

8）Bertelli R, et al. : Failure of regulation results in an amplified oxidation burst by neutrophils in children with primary nephrotic syndrome. Clin Exp Immunol 2010 ; 161 : 151-158

9）Brenchley PE : Vascular permeability factors in steroidsensitive nephrotic syndrome and focal segmental glomerulosclerosis. Nephrol Dial Transplant 2003 ; 18 : vi21-vi25.

10）Davin JC : The glomerular permeability factors in idiopathic nephrotic syndrome. Pediatr Nephrol 2016 ; 31 : 207-215.

11）Garin EH, et al. : Interleukin-8 alters glomerular heparan sulfate glycosaminoglycan chain size and charge in rats. Pediatr Nephrol 2000 ; 14 : 284-287.

12）Horita Y, et al. : Expression of vascular endothelial growth factor and its receptors in rats with protein-overload nephrosis. Nephrol Dial Transplant 1998 ; 13 : 2519-2528.

13）Lennon R, et al. : Hemopexin induces nephrin-dependent reorganization of the actin cytoskeleton in podocytes. J Am Soc Nephrol 2008 ; 19 : 2140-2149.

14）Maas RJ, et al. : Serum suPAR in patients with FSGS : trash or treasure? Pediatr Nephrol 2013 ; 28 : 1041-1048.

15）Maas RJ, et al. : Permeability factors in idiopathic nephrotic syndrome: historical perspectives and lessons for the future. Nephrol Dial Transplant 2014 ; 29 : 2207-2216.

16）McCarthy ET, et al. : Circulating permeability factors in idiopathic nephrotic syndrome and focal segmental glomerulosclerosis. Clin J Am Soc Nephrol 2010 ; 5 : 2115-2121.

17）Raveh D, et al. : Tumor necrosis factor-alpha blocking agent as a treatment for nephrotic syndrome. Pediatr Nephrol 2004 ; 19 : 1281-1284.

18）Saleem MA, et al. : Cell biology and genetics of minimal change disease. F1000Res 2016 ; 5.

19）Kestilä M, et al. : Positionally cloned gene for a novel glomerular protein--nephrin--is mutated in congenital nephrotic syndrome. Mol Cell 1998 ; 1 : 575-582.

20）Konrad M, et al. ; HLA class II associations with idiopathic nephrotic syndrome in children. Tissue Antigens 1994 ; 43 : 275-280.

21）Kobayashi T, et al. ; HLA-DQB1 allele associates with idiopathic nephrotic syndrome in Japanese children. Acta Paediatr Jpn 1995 ; 37 : 293-296.

22）Gbadegesin RA, et al. ; Mid-West Pediatric Nephrology Consortium : HLA-DQA1 and PLCG2 Are Candidate Risk Loci for Childhood-Onset Steroid-Sensitive Nephrotic Syndrome. J Am Soc Nephrol 2015 ; 26 : 1701-1710.

23）Jia X, et al. ; Research Consortium on Genetics of Childhood Idiopathic Nephrotic Syndrome in Japan : Strong Association of the HLA-DR/DQ Locus with Childhood Steroid-Sensitive Nephrotic Syndrome in the Japanese Population. J Am Soc Nephrol 2018 ; 29 : 2189-2199.

2 定 義

要 約

小児特発性ネフローゼ症候群の診断基準は，国際小児腎臓病研究班（ISKDC）の定義を用いる[1]．

① 持続する高度蛋白尿（夜間蓄尿で 40 mg/hr/m^2 以上または早朝尿で尿蛋白クレアチニン比 2.0 g/gCr 以上）

かつ

② 低アルブミン血症（血清アルブミン 2.5 g/dL 以下）

上記①，②を同時に満たし，明らかな原因疾患がないものを小児特発性ネフローゼ症候群と定義する．

小児特発性ネフローゼ症候群の定義は上記の通りである．その他の用語の定義を**表 1** に示す．参考までに，成人の診断基準は**表 2** となっている[a]．

参考にした二次資料

a）1 疾患概念・定義・構成疾患・病態生理．厚生労働科学研究費補助金難治性疾患等政策研究事業（難治性疾患政策研究事業）難治性腎疾患に関する調査研究班編集：エビデンスに基づくネフローゼ症候群診療ガイドライン 2017．東京，東京医学社，2017 : 1-5.

文献

1）Kidney Disease : Improving Global Outcomes（KDIGO）Glomerulonephritis Work Group : KDIGO Clinical Practice Guideline for Glomerulonephritis. Kidney Int Suppl 2012 ; 2 : 139-274.

表1 小児特発性ネフローゼ症候群に関する用語の定義

ネフローゼ症候群	持続する高度蛋白尿(夜間蓄尿で 40 mg/hr/m² 以上 または 早朝尿で尿蛋白クレアチニン比 2.0 g/gCr 以上) かつ 低アルブミン血症(血清アルブミン 2.5 g/dL 以下)
一次性(原発性)ネフローゼ症候群	原発性糸球体腎炎に伴うネフローゼ症候群
特発性ネフローゼ症候群	一次性ネフローゼ症候群のうち原因が不明のもの
二次性ネフローゼ症候群	明らかな原因疾患を有しそれに由来するネフローゼ症候群，遺伝子異常によるネフローゼ症候群を含む
完全寛解	試験紙法で早朝尿蛋白陰性を 3 日連続して示すもの または 早朝尿で尿蛋白クレアチニン比 0.2 g/gCr 未満を 3 日連続で示すもの
不完全寛解	試験紙法で早朝尿蛋白 1+ 以上 または 早朝尿で尿蛋白クレアチニン比 0.2 g/gCr 以上を示し かつ 血清アルブミン 2.5 g/dL を超えるもの
再発	試験紙法で早朝尿蛋白 3+ 以上(尿蛋白クレアチニン比 2.0 g/gCr 以上)を 3 日連続して示すもの
ステロイド感受性ネフローゼ症候群	ステロイド連日投与開始後 4 週間以内に完全寛解するもの
頻回再発型ネフローゼ症候群	初回寛解後 6 か月以内に 2 回以上再発，または任意の 12 か月以内に 4 回以上再発したもの
ステロイド依存性ネフローゼ症候群	ステロイド減量中またはステロイド中止後 14 日以内に 2 回連続して再発したもの
ステロイド抵抗性ネフローゼ症候群	ステロイドを 4 週間以上連日投与しても，完全寛解しないもの
難治性ネフローゼ症候群*1	ステロイド感受性のうち，標準的な免疫抑制薬治療*2 では寛解を維持できず頻回再発型やステロイド依存性のままで，ステロイドから離脱できないもの(難治性頻回再発型・ステロイド依存性ネフローゼ症候群) ステロイド抵抗性のうち，標準的な免疫抑制薬治療*2 では完全寛解しないもの(難治性ステロイド抵抗性ネフローゼ症候群)

＊1：「エビデンスに基づくネフローゼ症候群診療ガイドライン 2017」[a]では成人の「難治性ネフローゼ症候群」を「種々の治療を施行しても 6 か月の治療期間に完全寛解ないし不完全寛解に至らないもの」としている．小児を対象とした，本ガイドライン 2020 では治療抵抗性の頻回再発型・ステロイド依存性ネフローゼ症候群とステロイド抵抗性ネフローゼ症候群を併せて「難治性ネフローゼ症候群」と定義した．

＊2：今後，免疫抑制薬の適応承認状況によって定義が変化する可能性があるが，2020 年 3 月現在で，頻回再発型・ステロイド依存性に関してはシクロスポリン，シクロホスファミドを用いても管理困難なもの，ステロイド抵抗性に関してはシクロスポリンとステロイドパルスの併用療法を行っても寛解導入できないもの，をそれぞれ「難治性」と定義する．

表2 成人ネフローゼ症候群診断基準

1. 蛋白尿：3.5 g/日以上が持続する．
   (随時尿において尿蛋白 / 尿クレアチニン比が 3.5 g/gCr 以上の場合もこれに準ずる)
2. 低アルブミン血症：血清アルブミン値 3.0 g/dL 以下．
   血清総蛋白量 6.0 g/dL 以下も参考になる．
3. 浮腫
4. 脂質異常症(高 LDL コレステロール血症)

註：1）上記の尿蛋白量，低アルブミン血症(低蛋白血症)の両所見を認めることが本症候群の診断の必須条件である．
2）浮腫は本症候群の必須条件ではないが，重要な所見である．
3）脂質異常症は本症候群の必須条件ではない．
4）卵円形脂肪体は本症候群の診断の参考となる．

[1 疾患概念・定義・構成疾患・病態生理．厚生労働科学研究費補助金難治性疾患等政策研究事業(難治性疾患政策研究事業)難治性腎疾患に関する調査研究班編集：エビデンスに基づくネフローゼ症候群診療ガイドライン 2017．東京，東京医学社，2017 : 1-5. より]

3 腎生検

要 約

- ネフローゼ症候群発症時に，①1歳未満，②持続的血尿，肉眼的血尿，③高血圧，腎機能障害，④低補体血症，⑤腎外症状（発疹，紫斑など），を認める場合には微小変化型以外の組織型の可能性があり，治療開始前に腎生検による組織診断を考慮する．
- ステロイド抵抗性を示す場合は，腎生検による組織診断を行ったうえで治療方針を決定する．
- カルシニューリン阻害薬を長期に投与する場合には，血液検査で明らかな腎機能障害が認められなくても，投与開始後定期的（初回は2〜3年後）に腎生検を行い，腎毒性の有無を評価することが望ましい．

前述のように，小児ネフローゼ症候群の原疾患としては，原因が不明な特発性ネフローゼ症候群（一次性ネフローゼ症候群）が約90%を占める（20歳以上では約60%）（p. 3「1 疾患概念・病因」『図1 ネフローゼ症候群基礎疾患・年齢層分布』参照）[a]．

その特発性ネフローゼ症候群の組織病型は，ISKDCによる小児特発性ネフローゼ症候群患者521人を対象とした研究（1967〜1974年）により，微小変化型77.1%，巣状分節性糸球体硬化症7.9%，膜性増殖性糸球体腎炎6.2%，その他8.8%と報告されている[1]．またわが国の腎臓病総合レジストリー（Japan Kidney Disease Registry：J-KDR）内の腎生検登録（Japan Renal Biopsy Registry：J-RBR）による調査でも，一次性ネフローゼ症候群の腎組織病型としては，若年になるほど微小変化型の割合が増加し，小児年齢では約80%が微小変化型である（**図1**）ことが明らかとなっている[a]．実際にJ-KDRに登録されたなかで，2007年1月1日〜2017年12月31日までに腎生検を施行された，移植腎を除いた初回腎生検症例かつ20歳未満の一次性ネフローゼ症候群の症例数は503例であり，その内訳は，微小変化型422例（83.9%），巣状分節性糸球体硬化症56例（11.1%），膜性腎症12例（2.4%），IgA腎症10例（2.0%），膜性増殖性糸球体腎炎3例（0.6%）であった[b]．

この微小変化型を示す特発性ネフローゼ症候群の90%以上は経口ステロイドによる治療に反応するステロイド感受性ネフローゼ症候群であることから[1]，微小変化型以外の組織型の可能性が考えられる場合に，治療開始前に腎生検による組織診断を考慮する．

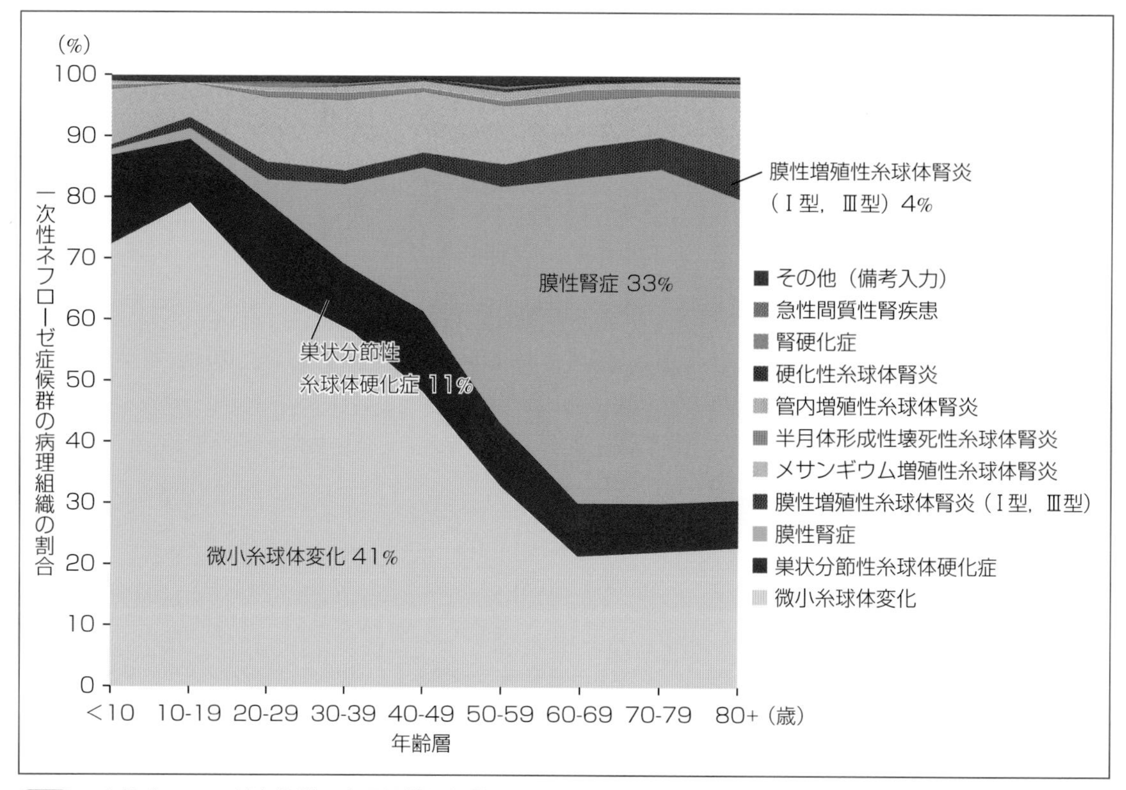

図1 一次性ネフローゼ症候群の病理組織と年齢の関係

（日本腎臓学会：追加資料：ネフローゼ症候群統計．臨床統計 腎臓病総合レジストリーレポート一覧．〈https://cdn.jsn.or.jp/news/160617_kp-2.pdf〉より）(2018.7.30 にアクセス)

小児特発性ネフローゼ症候群を対象としたISKDCによる研究[2]や腎生検の適応にしたがって腎生検が行われた小児特発性ネフローゼ症候群患者222人(1～16歳)を対象とした研究[3]により，微小変化型，巣状分節性糸球体硬化症，膜性増殖性糸球体腎炎や他のメサンギウム増殖性腎炎に特徴的な臨床所見が検討されている．それらから，微小変化型と巣状分節性糸球体硬化症は時に区別が困難であるが，膜性増殖性糸球体腎炎およびメサンギウム増殖性腎炎では，特発性ネフローゼ症候群発症時に1歳未満，持続的血尿，肉眼的血尿，高血圧，腎機能障害，低補体血症，腎外症状(発疹，紫斑など)，などの特徴を複数以上認める場合が多いと報告されている．そのため，①1歳未満，②持続的血尿，肉眼的血尿，③高血圧，腎機能障害，④低補体血症，⑤腎外症状(発疹，紫斑など)を，治療開始前に腎生検を考慮する徴候とした．

2017年に行われた国際腎臓病予後改善委員会(KDIGO)のControversies Conferenceでは，特発性ネフローゼ症候群発症時年齢が生後9～10か月未満および12歳以上を，腎生検を考慮すべき対象と記載している[c]．また持続する血尿の程度に関しては，前回のガイドライン2013発刊後にわが国の小児から赤血球30個/1視野以上との報告[4]も出されているが，十分な基準であるかの確認がとれておらず，本ガイドライン2020でも「赤血球20個/1視野以上」を複数回認めるものを持続的血尿とする．

ステロイド抵抗性ネフローゼ症候群を示す場合，腎生検による組織学的診断を行い，膜性腎症などの腎炎を除外したうえで治療方針を決定する．ステロイド抵抗性ネフローゼ症候群を呈する小児特発性ネフローゼ症候群の組織型は微小変化型，巣状分節性糸球体硬化症，びまん性メサンギウム増殖に大別されるが，初回腎生検での組織型別の予後推定は困難とされている[d]．巣状分節性糸球体硬化症で完全寛解に至らなかった場合は，10 年間で約 40% が末期腎不全へと進行する[5]．

カルシニューリン阻害薬による腎毒性は，病理組織変化として，細動脈病変と尿細管・間質病変（尿細管の萎縮・縞状の線維化）からなる[b]．カルシニューリン阻害薬投与中に持続する腎機能障害が認められた場合には，腎生検を行い，腎機能障害の原因が薬剤性（カルシニューリン阻害薬による）腎障害か原疾患であるネフローゼ症候群（特に巣状分節性糸球体硬化症の場合）の進行なのかを評価する．

臨床的に最も問題となるのが，カルシニューリン阻害薬に伴う腎障害が初期には尿検査や血液検査では診断できない点である．そのため早期診断には腎生検が必要であり，長期薬剤投与の際に，間隔および頻度が問題となる．前回のガイドライン 2013 では，「カルシニューリン阻害薬を投与する際には投与前に腎生検を行うことが望ましい」と記載されていたが，頻回再発型およびステロイド依存性ネフローゼ症候群（steroid-dependent nephrotic syndrome：SDNS）の患者において，初回カルシニューリン阻害薬投与前に腎組織異常を認めることは基本的にない[6,7]ため，本ガイドライン 2020 では投与前の腎生検は必須とはしない．

カルシニューリン阻害薬を長期に投与する場合は，腎機能障害が認められない場合でも，投与開始後定期的（初回は 2 ～ 3 年後）に腎生検を行い，腎毒性の有無を評価することが望ましい．しかしカルシニューリン阻害薬を長期に投与した際に，プロトコル腎生検実施の有無で有効性と安全性を比較検討したランダム化比較試験は存在しない．小児ネフローゼ症候群患者を対象にカルシニューリン阻害薬による腎毒性の危険因子を検討した研究[8-11]では，高用量[8,9]，アンジオテンシン変換酵素阻害薬やアンジオテンシン受容体拮抗薬の併用[9]，2 年あるいは 3 年以上の長期投与[10,11]，投与中の高度蛋白尿持続[11]，低年齢（5 歳以下）[11]が危険因子であると報告されている．これらの研究対象はステロイド依存性や頻回再発型，ステロイド抵抗性で，サンディミュン® を中等用量以上で投与したものが多く，いずれもシクロスポリンの平均投与期間は 2 年以上であった．

一方，わが国の小児頻回再発型ネフローゼ症候群（frequent relapsing nephrotic syndrome：FRNS）患者を対象にシクロスポリンの投与法を検討した臨床試験[6,7,12]3 件のうち，1 件はサンディミュン®，2 件はネオーラル® が投与されていた．サンディミュン® の 2 種類の投与法を検討した多施設ランダム化比較試験では，血中トラフ値による投与量調節法群（目標血中トラフ値：最初の 6 か月間は 80 ～ 100 ng/mL，残りの 18 か月間は 60 ～ 80 ng/mL）は，投与量固定法群（目標血中トラフ値：最初の 6 か月間は 80 ～ 100 ng/mL，残りの 18 か月間は 2.5 mg/kg/日）よりも腎毒性の発生率が高かったものの（20% vs. 6.7%），その所見はすべて細動脈病変で間質病変は認められなかったと報告されている[12]．さらに，シクロスポリンのマイクロエマルジョン製剤であるネオーラル® を用いて血中トラフ値による投与量調節法（2 年間）の有効性と安全性を評価した単群試験では，有効性はサンディミュン® と遜色なく，腎毒性の発生率は 8.6%（5/58 人）と低く，程度も軽度だったと報告されている[6]．この発生率はサンディミュン® を用いた先行研究[10]（35.3%）や先行臨床試験[12]（20%）よりもかなり低い．また，ネオーラル® を投与後 2 時間血中濃度（C2）値で管理した多施設前向きランダム化比較試験[7]では，小児頻回再発型ネフローゼ症候群患者93名を対象とし，C2高値調節群（C2 600〜700 ng/mLで6か月間，C2 450〜550 ng/mL 18か月間）と低値調節群（C2 450〜550 ng/mLで6か月間，300〜400 ng/mLで18か月間）で臨床経過を比較し，腎生検結果を得られた93名中61名（高値調節群31名，低値調節群30名）における中等度のカルシニューリン阻害薬による腎毒性は高値調節群2名，低値調節群0名で発生率に差がないと報告されている．

これらの結果から，ネオーラル®を血中トラフ値や血中C2値による投与量調節法で2年間投与した場合には，腎毒性の頻度が少なくなる可能性がある．実際に，後方視的検討ではあるが，頻回再発型ネフローゼ症候群に対して長期（中央値4.5年）のシクロスポリン継続投与を行われた36名の腎生検において，間質病変を認めたのはわずか2名（5.6%）のみであるという報告もでてきており[13]，腎毒性の危険因子が認められない場合には，担当医師は小児腎臓病を専門とする医師と相談のうえ，ネフローゼ症候群の病状，シクロスポリンの投与量ならびに血中濃度推移，患者の社会生活を考慮して腎生検を行う時期および間隔を決定することも選択肢の一つと考える．

また，タクロリムスもシクロスポリンと同様に腎毒性を有することが知られている．シクロスポリン投与後にタクロリムス（平均投与量は0.17 mg/kg/日，平均トラフ値7.9 μg/L，投与期間中央値19か月）が投与された小児頻回再発型・ステロイド依存性ネフローゼ症候群患者11人を対象とした研究では，タクロリムス投与後の腎生検で，間質線維化割合が＋1.8%（中央値）増加し，高用量（高いトラフ値）と間質線維化の増加に有意な相関が認められた（$p=0.005$）と報告されている[14]．

参考にした二次資料

a）日本腎臓学会：追加資料：ネフローゼ症候群統計．臨床統計 腎臓病総合レジストリーレポート一覧．（2018.7.30にアクセス）（https://cdn.jsn.or.jp/news/160617_kp-2.pdf）

b）丸山彰一：成人特発性ネフローゼ症候群の全国医療水準の向上のための成人，小児ガイドラインの連携に関する研究．石倉健司ほか：厚生労働科学研究費補助金（難治性疾患政策研究事業）小児腎領域の希少・難治性疾患群の診療・研究体制の確立 平成30年度 総括・分担研究報告書：厚生労働科学研究成果データベース．（2019.10.15にアクセス）（https://mhlw-grants.niph.go.jp/niph/search/NIDD00.do?resrchNum=201811049A）

c）Rovin BH, et al. ; Conference Participants : Management and treatment of glomerular diseases（part 2）: conclusions from a Kidney Disease : Improving Global Outcomes（KDIGO）Controversies Conference. Kidney Int 2019 ; 95 : 281-295.

d）Niaudet P, et al. : Idiopathic Nephrotic Syndrome in Children : Clinical Aspects. in Pediatric Nephrology, Seventh Edition edited by Avner ED, et al., Berlin Heidelberg, Springer-Verlag, 2016, 839-882.

文献

1）The primary nephrotic syndrome in children. Identification of patients with minimal change nephrotic syndrome from initial response to prednisone. A report of the International Study of Kidney Disease in Children. J Pediatr 1981 ; 98 : 561-564.

2）Nephrotic syndrome in children : prediction of histopathology from clinical and laboratory characteristics at time of diagnosis. A report of the International Study of Kidney Disease in Children. Kidney Int 1978 ; 13 : 159-165.

3）Gulati S, et al. : Do current recommendations for kidney biopsy in nephrotic syndrome need modifications? Pediatr Nephrol 2002 ; 17 : 404-408.

4）Hama T, et al. : Renal biopsy criterion in idiopathic nephrotic syndrome with microscopic hematuria at onset. Pediatr Nephrol 2015 ; 30 : 445-450.

5）Cattran DC, et al. : Long-term outcome in children and adults with classic focal segmental glomerulosclerosis. Am J Kidney Dis 1998 ; 32 : 72-79.

6）Ishikura K, et al. ; for Japanese Study Group of Renal Disease in Children : Treatment with microemulsified cyclosporine in children with frequently relapsing nephrotic syndrome. Nephrol Dial Transplant 2010 ; 25 : 3956-3962.

7）Iijima K, et al. ; Japanese Study Group of Kidney Disease in Children : Cyclosporine C2 monitoring for the treatment of frequently relapsing nephrotic syndrome in children: a multicenter randomized phase II trial. Clin J Am Soc Nephrol 2014 ; 9 : 271-278.

8）Kim JH, et al. : Predictive factors for ciclosporin-associated nephrotoxicity in children with minimal change nephrotic syndrome. J Clin Pathol 2011 ; 64 : 516-519.

9) Kengne-Wafo S, et al. : Risk factors for cyclosporin A nephrotoxicity in children with steroid-dependant nephrotic syndrome. Clin J Am Soc Nephrol 2009 ; 4 : 1409-1416.

10) Iijima K, et al. : Risk factors for cyclosporine-induced tubulointerstitial lesions in children with minimal change nephrotic syndrome. Kidney Int 2002 ; 61 : 1801-1805.

11) Fujinaga S, et al. : Independent risk factors for chronic cyclosporine induced nephropathy in children with nephrotic syndrome. Arch Dis Child 2006 ; 91 : 666-670.

12) Ishikura K, et al. : Effective and safe treatment with cyclosporine in nephrotic children: a prospective, randomized multicenter trial. Kidney Int 2008 ; 73 : 1167-1173.

13) Hamasaki Y, et al. : Nephrotoxicity in children with frequently relapsing nephrotic syndrome receiving long-term cyclosporine treatment. Pediatr Nephrol 2017 ; 32 : 1383-1390.

14) Morgan C, et al. : Renal interstitial fibrosis in children treated with FK506 for nephrotic syndrome. Nephrol Dial Transplant 2011 ; 26 : 2860-2865.

4 疫 学

要 約

- 小児特発性ネフローゼ症候群のわが国での発症率は小児人口 10 万人あたり年間 6.5 人との報告がある.
- 欧米にくらべ約 3 倍の頻度である.

小児特発性ネフローゼ症候群の全国的な疫学研究は少なく,少人数の調査に限られていた.各国・地域で報告されている小児特発性ネフローゼ症候群の発症率を**図 1** に示す[1-15].欧米での小児特発性ネフローゼ症候群の頻度は 10 万人あたり年間約 2 人と報告されているが,人種別の発症率が異なっている.アジア人がその他の人種に比べ高頻度で[2,3,9],アジアからの報告では,2012 年に台湾で大規模な全国疫学調査が行われ,10 万人あたり年間 5.66 人であった[14].

わが国においてこれまで小児特発性ネフローゼ症候群における全国的な疫学調査は行われていなかったが,2013 年に小児難治性腎疾患治療研究会において,全国コホート研究 JP-SHINE Study(Japanese Pediatric Survey Holding Information of NEphrotic syndrome)を立ち上げ,16 歳未満の小児において発症率が 10 万人あたり年間 6.5 人と欧米に比べ約 3 倍であることを明らかにした[15].

男女比はいずれの国・地域においても男児が多く,男児が女児の 1.1 ～ 2 倍の頻度であることが報告されており,わが国の全国疫学調査においても男児が女児の約 2 倍の頻度であった(**表 1**).

発症年齢は台湾の全国調査では平均年齢 8.06 歳とやや年長であったが[14],その他の国・地域における発症年齢の中央値・平均値は 5 歳未満であった[1-13].わが国での全国疫学調査では発症年齢の幅のみを調査したものであるが,半数以上が 5 歳未満での発症であった[15](**表 1**).

文献

1) McKinney PA, et al. : Time trends and ethnic patterns of childhood nephrotic syndrome in Yorkshire, UK. Pediatr Nephrol 2001 ; 16 : 1040-1044.

2) Sharples PM, et al. : Steroid responsive nephrotic syndrome is more common in Asians. Arch Dis Child 1985 ; 60 : 1014-1017.

3) Feehally J, et al. : High incidence of minimal change nephrotic syndrome in Asians. Arch Dis Child 1985 ; 60 : 1018-1020.

4) El Bakkali L, et al. : Nephrotic syndrome in The Netherlands : a population-based cohort study and a review of the literature. Pediatr Nephrol 2011 ; 26 : 1241-1246.

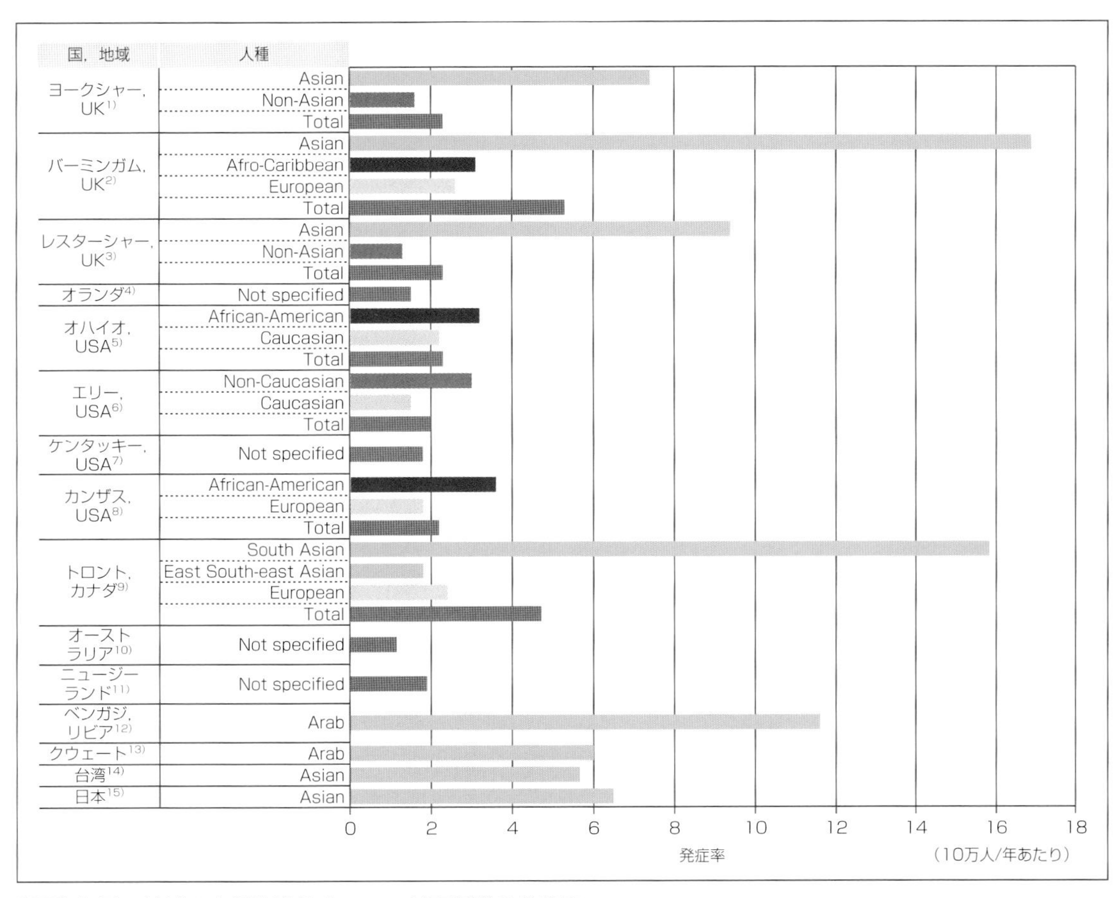

図1 各国・地域の小児特発性ネフローゼ症候群の発症率

5) Rothenberg MB, et al. : The incidence of the nephrotic syndrome in children. Pediatrics 1957 ; 19 : 446-452.

6) Schlesinger ER, et al. : The nephrotic syndrome. Its incidence and implications for the community. Am J Dis Child 1968 ; 116 : 623-632.

7) Wyatt RJ, et al. : Current estimates of the incidence of steroid responsive idiopathic nephrosis in Kentucky children 1-9 years of age. Int J Pediatr Nephrol 1982 ; 3 : 63-65.

8) Srivastava T, et al. : High incidence of focal segmental glomerulosclerosis in nephrotic syndrome of childhood. Pediatr Nephrol 1999 ; 13 : 13-18.

9) Banh TH, et al. : Ethnic Differences in Incidence and Outcomes of Childhood Nephrotic Syndrome. Clin J Am Soc Nephrol 2016 ; 11 : 1760-1768.

10) Hodson E, et al. : Congenital and idiopathic nephrotic syndrome. in Ninth Annual Report Australian Paediatric Surveillance Unit, edited by Elliott E. Snap Printing, Parramatta, 2002 : 6-8.

11) Wong W : Idiopathic nephrotic syndrome in New Zealand children, demographic, clinical features, initial management and outcome after twelve-month follow-up : results of a three-year national surveillance study. J Paediatr Child Health 2007 ; 43 : 337-341.

12) Elzouki AY, et al. : Primary nephrotic syndrome in Arab children. Arch Dis Child 1984 ; 59 : 253-255.

13) Zaki M, et al. : Primary nephrotic syndrome in Arab children in Kuwait. Pediatr Nephrol 1989 ; 3 : 218-220.

14) Chang JW, et al. : Epidemiology and predictors of end-stage renal disease in Taiwanese children with idiopathic nephrotic syndrome. J Epidemiol 2012 ; 22 : 517-522.

15) Kikunaga K, et al. ; Japanese Pediatric Survey Holding Information of NEphrotic syndrome（JP-SHINE）study of the Japanese Study Group of Renal Disease in Children : High incidence of idiopathic nephrotic syndrome in East Asian children : a nationwide survey in Japan（JP-SHINE study）. Clin Exp Nephrol 2017 ; 21 : 651-657.

表1 各地域・国の小児特発性ネフローゼ症候群の発症率

報告	調査期間(年)	国(地域)	患者数(人)	男女比	調査年齢	発症年齢(歳)	発症率(10万人/年あたり)
McKinney PA, et al.[1]	1987～1998	ヨークシャー, UK	194	1.6：1	0～15歳	SSNS 中央値 4.5 SRNS 中央値 6.0	Asian 7.4 Non-Asian 1.6 Total 2.3
Sharples PM, et al.[2]	1979～1983	バーミンガム, UK	44	1.8：1	＜16歳	Asian 平均値 3.4 European 平均値 4.2	Asian 16.9 Afro-Caribbean 3.1 European 2.6 Total 5.3
Feehally J, et al.[3]	1973～1982	レスターシャー, UK	43	Asian 2.0：1 Non-Asian 1.4：1	＜15歳	Asian 平均値 4.2 Non-Asian 平均値 4.3	Asian 9.4 Non-Asian 1.3 Total 2.3
El Bakkali L, et al.[4]	2003～2006	オランダ	231	2.04：1	0～18歳	中央値 3.88	1.52
Rothenberg MB, et al.[5]	1949～1953	オハイオ, USA	172	1.07：1	0～9歳	-	African-American 3.2 Caucasian 2.2 Total 2.3
Schlesinger ER, et al.[6]	1946～1961	エリー, USA	86	1.96：1	＜16歳	-	Non-Caucasian 3.0 Caucasian 1.5 Total 2.0
Wyatt RJ, et al.[7]	1970～1979	ケンタッキー, USA	34	2.09：1	1～10歳	-	1.8
Srivastava T, et al.[8]	1984～1995	カンザス, USA	86	1.46：1	1～16歳	中央値 5.0	African-American 3.6 European 1.8 Total 2.2
Banh TH, et al.[9]	1993～2014	トロント, カナダ	479	European 1.58：1 South Asian 1.82：1 East/Southeast Asian 1.65：1	1～18歳	European 平均値 3.80 South Asian 平均値 3.42 East/Southeast Asian 平均値 4.20	South Asian 15.83 East/South-east Asian 1.81 European 2.4 Total 4.71
Hodson E, et al.[10]	1998～2000	オーストラリア	135	1.21：1	3か月～15歳	-	1.15
Wong W[11]	2001～2004	ニュージーランド	49	2.5：1	3か月～15歳	中央値 4.9	1.9
Elzouki AY, et al.[12]	1968～1982	ベンガジ, リビア	134	1.3：1	1～14歳	平均値 5.7	11.6
Zaki M, et al.[13]	1981～1985	クウェート	55	1.75：1	＜12歳	平均値 5.3	6.0
Chang JW, et al.[14]	1996～2008	台湾	4,083	1.91：1	6か月～18歳	平均値 8.06	5.66
Kikunaga K, et al.[15]	2010～2012	日本	2,099	1.9：1	6か月～15歳	半数以上が5歳未満	6.49

SSNS：ステロイド感受性ネフローゼ症候群，SRNS：ステロイド抵抗性ネフローゼ症候群

5 予 後

要 約

- 小児特発性ネフローゼ症候群患者の約 40% は頻回再発型ネフローゼ症候群やステロイド依存性ネフローゼ症候群に至る.
- 小児特発性ネフローゼ症候群の 10～20% がステロイド抵抗性ネフローゼ症候群であり，免疫抑制薬に反応しない場合の 10 年腎生存率は 30～40% と不良である.

小児特発性ネフローゼ症候群患者の 80 ～ 90% はステロイドにより速やかに寛解するステロイド感受性ネフローゼ症候群であるが，ステロイド感受性ネフローゼ症候群のうち約 50% は頻回再発型ネフローゼ症候群やステロイドの減量や中止に伴い再発するステロイド依存性ネフローゼ症候群である[1-3].

小児特発性ネフローゼ症候群の 10 ～ 20% がステロイド抵抗性ネフローゼ症候群であるとされているが，研究によってステロイド抵抗性ネフローゼ症候群の定義や観察期間が異なるため，真の頻度は不明である．ISKDC ではプレドニゾロン 60 mg/m^2/日の 4 週間の治療で寛解しない場合をステロイド抵抗性ネフローゼ症候群と定義しており，わが国もこれに準じた定義を用いている[1,2]．French Society of Pediatric Nephrology ではプレドニゾロン 60 mg/m^2/日の 4 週間の治療に 3 日間のステロイドパルス療法を施行して，寛解しない場合をステロイド抵抗性ネフローゼ症候群と定義している[4]．KDIGO ではプレドニゾロン 60 mg/m^2/日の 8 週間の治療に反応しない場合をステロイド抵抗性ネフローゼ症候群と定義している[5]．**図 1** に各国・地域で報告されているステロイド抵抗性ネフローゼ症候群の頻度を示す[6-14].

ステロイド抵抗性ネフローゼ症候群においては末期腎不全(end-stage kidney disease：ESKD)に至るリスクが高く，免疫抑制薬に反応しない場合の 10 年腎生存率は 30 ～ 40% と不良である[15-19]．一方，免疫抑制薬により完全寛解もしくは部分寛解を得られた場合の 10 年腎生存率は 90% と良好である.

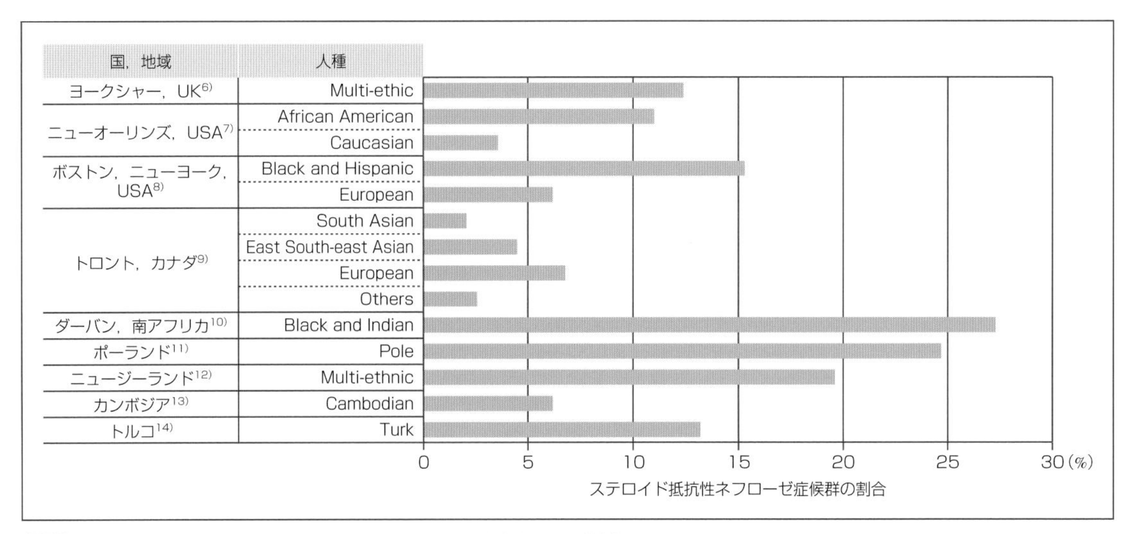

図1 各国・地域のステロイド抵抗性ネフローゼ症候群の割合

文献

1) The primary nephrotic syndrome in children. Identification of patients with minimal change nephrotic syndrome from initial response to prednisone. A report of the International Study of Kidney Disease in Children. J Pediatr 1981 ; 98 : 561-564.

2) Tarshish P, et al. : Prognostic significance of the early course of minimal change nephrotic syndrome : report of the International Study of Kidney Disease in Children. J Am Soc Nephrol 1997 ; 8 : 769-776.

3) Sinha A, et al. : Disease course in steroid sensitive nephrotic syndrome. Indian Pediatr 2012 ; 49 : 881-887.

4) Niaudet P : Treatment of childhood steroid-resistant idiopathic nephrosis with a combination of cyclosporine and prednisone. French Society of Pediatric Nephrology. J Pediatr 1994 ; 125 : 981-986.

5) Lombel RM, et al. : Kidney Disease : Improving Global Outcomes : Treatment of steroid-resistant nephrotic syndrome in children : new guidelines from KDIGO. Pediatr Nephrol 2013 ; 28 : 409-414.

6) McKinney PA, et al. : Time trends and ethnic patterns of childhood nephrotic syndrome in Yorkshire, UK. Pediatr Nephrol 2001 ; 16 : 1040-1044.

7) Kim JS, et al. : High incidence of initial and late steroid resistance in childhood nephrotic syndrome. Kidney Int 2005 ; 68 : 1275-1281.

8) Ingulli E, et al. : Racial differences in the incidence and renal outcome of idiopathic focal segmental glomerulosclerosis in children. Pediatr Nephrol 1991 ; 5 : 393-397.

9) Banh TH, et al. : Ethnic Differences in Incidence and Outcomes of Childhood Nephrotic Syndrome. Clin J Am Soc Nephrol 2016 ; 11 : 1760-1768.

10) Bhimma R, et al. : Steroid-resistant nephrotic syndrome : the influence of race on cyclophosphamide sensitivity. Pediatr Nephrol 2006 ; 21 : 1847-1853.

11) Banaszak B, et al. : The increasing incidence of initial steroid resistance in childhood nephrotic syndrome. Pediatr Nephrol 2012 ; 27 : 927-932.

12) Copelovitch L, et al. : Childhood nephrotic syndrome in Cambodia : an association with gastrointestinal parasites. J Pediatr 2010 ; 156 : 76-81.

13) Bircan Z, et al. : Childhood idiopathic nephrotic syndrome in Turkey. Pediatr Int 2002 ; 44 : 608-611.

14) Cattran DC, et al. : Long-term outcome in children and adults with classic focal segmental glomerulosclerosis. Am J Kidney Dis 1998 : 32 : 72-79.

15) Mekahli D, et al. : Long-term outcome of idiopathic steroid-resistant nephrotic syndrome : a multicenter study. Pediatr Nephrol 2009 : 24 : 1525-1532.

16) Paik KH, et al. : Primary focal segmental glomerular sclerosis in children : clinical course and prognosis. Pediatr Nephrol 2007 ; 22 : 389-395.

17) Zagury A, et al. : Steroid-resistant idiopathic nephrotic syndrome in children : long-term follow-up and risk factors for end-stage renal disease. J Bras Nefrol 2013 ; 35 : 191-199.

18) Gipson DS, et al. : Differential risk of remission and ESRD in childhood FSGS. Pediatr Nephrol 2006 ; 21 : 344-349.

19) Abeyagunawardena AS, et al. : Predictors of long-term outcome of children with idiopathic focal segmental glomerulosclerosis. Pediatr Nephrol 2007 ; 22 : 215-221.

6　遺伝学的検査

要　約

小児期発症ステロイド抵抗性ネフローゼ症候群患者のうち，約 30% の患者においてはポドサイト関連の蛋白をコードする遺伝子の異常が検出されることが明らかとなった．さらに生後 3 か月以内に発症する先天性ネフローゼ症候群患者においてはそのほとんどの場合遺伝子異常により発症する一方，発症年齢が高くなるにつれ，既知の遺伝子における異常の検出の割合は低下する点もすでに知られている．

ステロイド抵抗性ネフローゼ症候群における遺伝学的検査を行う意義につき，以下に列記する．

1）遺伝子異常に伴うステロイド抵抗性ネフローゼ症候群患者においては，そのほとんどですべての免疫抑制薬に抵抗性を示すため，治療方針の決定に有用である．

2）遺伝子異常に伴うステロイド抵抗性ネフローゼ症候群患者が末期腎不全に至り腎移植を施行した場合，ネフローゼ症候群の移植後再発を認めることはほとんどなく，その予防のための過剰な医療を避けることが可能となる．

3）原因遺伝子により腎予後に関する予測が可能となる場合がある．

4）一部の遺伝子の異常により，腎外合併症を伴う可能性があり，その予見が可能となる．

5）原因遺伝子の同定により，常染色体優性または劣性などの遺伝形式が判明するため，次子や子孫への遺伝の可能性の推定など遺伝カウンセリングのための重要な情報を得ることが可能となる．

6）*ADCK4*，*COQ2*，*COQ6* 遺伝子などに異常を認める場合はコエンザイム Q10 による治療が有効で尿蛋白を減少させることができるなど，特異的治療法の選択が可能となる場合がある．

以上のような多くのメリットがあり，ステロイド抵抗性ネフローゼ症候群患者においては遺伝学的検査を行うことを検討する．また，遺伝学的検査の前後には必要に応じて遺伝カウンセリングを受けられるように配慮する．

1 ネフローゼ症候群と遺伝子研究の歴史と成果

ネフローゼ症候群関連の原因遺伝子としては，1998年にTrygovassonらのグループにより，フィンランド型先天性ネフローゼ症候群の原因遺伝子*NPHS1*遺伝子がクローニングされ，その遺伝子のコードする蛋白，nephrinが初めて同定された．その研究成果により，足突起と足突起間にスリット膜が存在することが初めて証明された[1,2]．2000年にはAntignacらのグループにより*NPHS2*遺伝子およびその遺伝子がコードする蛋白，Podocinが同定された[3]．それらを皮切りに，家族性のステロイド抵抗性ネフローゼ症候群患者において，positional cloningによる手法で，次々と新規遺伝子が同定された．さらに最近では次世代シークエンサーを用いた全エクソームシークエンス(whole exome sequence)により新規の疾患原因遺伝子の同定がさらに進み，これまで50以上の遺伝子が同定されるにいたっている(**表1**)．また，新たな疾患原因遺伝子が同定され，そのコードしている蛋白のポドサイトにおける局在や機能を調べることにより，ポドサイトの分子生物学的機能の解明や尿中蛋白漏出防止機構が解明され，ネフローゼ症候群の分子生物学的発症機序解明の研究が加速している．

2 遺伝子異常と臨床的特徴

図1に代表的な遺伝子とそのコードする蛋白の局在を示す．これまで同定されたネフローゼ症候群原因遺伝子およびそのコードする蛋白はそのほとんどがポドサイトで重要な役割を担っている．これらの遺伝子の異常によりポドサイト機能障害が惹起されネフローゼ症候群発症の原因となる．これまでの海外からの大規模な解析の結果，ステロイド抵抗性ネフローゼ症候群患者の約30%で単一遺伝子の異常が同定されることが明らかとなっている[4-6]．さらに生後3か月以内発症の先天性ネフローゼ例においてはほとんどの患者で異常が同定され，発症年齢が上昇するにつれ異常の同定率が低下する[4,7]．Naganoらはステロイド抵抗性ネフローゼ症候群，先天性ネフローゼ，乳児ネフローゼ，巣状分節性糸球体硬化症を含めた日本人患者230家系において網羅的解析を行ったところ，69家系において単一遺伝子の異常を同定した(30%)．先天性ネフローゼ家系では85%，乳児ネフローゼ家系では53%と高頻度であり，1歳以降では約20%で遺伝子異常を同定した．変異を同定した遺伝子の内訳は*WT1*(17家系)，*NPHS1*(8家系)，*INF2*(8家系)，*TRPC6*(7家系)，*LAMB2*(6家系)などであった[8]．一方，海外からの報告では，ヨーロッパにおいては*NPHS2*，*NPHS1*，*WT1*，*PLCE1*の順に同定されたと報告され[4]，中国においては*ADCK4*，*NPHS1*，*WT1*，*NPHS2*の順に同定されたと報告されている[6]．このように日本人においては*NPHS2*遺伝子異常が同定されることがほとんどないことが特徴である．以下，遺伝子異常に伴うステロイド抵抗性ネフローゼ症候群における，その臨床的特徴，遺伝学的検査のメリットにつき列記する．

1. 遺伝子異常と免疫抑制薬による治療反応性

遺伝子異常の検出されたステロイド抵抗性ネフローゼ症候群患者においては各種免疫抑制薬による治療に抵抗性であることが知られている[9,10]．さらにBirzynskaらは，ステロイド抵抗性患者のうち，一度でも寛解導入できた既往がある患者25例では1例も遺伝子異常が同定されなかったのに対し，一度も寛解導入できなかった181例においては30.8%で遺伝子異常を同定したと報告している[7]．一方，Dorvalらは家族性のステロイド感受性ネフローゼ症候群家系においては1家系も既知の遺伝子には異常を同定できなかったと報告している[11)]．ステロイド感受性ネフローゼ症候群家系においては，まだ同定されていない未知の遺伝子異常により発症する可能性や，疾患感受性遺伝子や環境因子など多因子が関与している可能性が示されている．一方，遺伝子異常に伴うネフローゼ症候群にもかかわらず，*EMP2* や *ITSN2* 遺伝子の異常ではステロイド感受性を示す例もある[12,13)]．その他の大規模なスタディーでは *WT1* や *ACTN4*，*PLCE1* などの遺伝子の異常を有する場合でもステロイドやシクロスポリンによる不完全寛解例や完全寛解例も報告されていることから[9,10,14,15)]，遺伝子異常に伴うステロイド抵抗性ネフローゼ症候群患者において免疫抑制薬による治療は完全には否定できるものではない[16)]．一方，シクロスポリンは著明な尿蛋白抑制効果を認めるものの，間質の線維化を促進し腎機能保護効果がない可能性があり，同薬剤の投与に関しては今後の検討が強く望まれる．

2. 遺伝子異常と移植後再発

一方，ステロイド抵抗性ネフローゼ症候群による末期腎不全患者において腎臓移植を行った場合，約 30% の例で移植後再発を認めることが知られている．しかし，遺伝子異常を有するステロイド抵抗性ネフローゼ症候群患者が末期腎不全にいたった場合，移植後再発はほとんど起こさないこともすでに明らかとなっており，遺伝子異常に伴うステロイド抵抗性ネフローゼ症候群患者に対する腎臓移植は一般的には移植腎機能廃絶リスクが低いと考えられている[7,15,17)]．

3. 遺伝子異常と腎予後

ACTN4，*TRPC6*，*INF2*，*ANLN*，*ARHGAP* 遺伝子などの異常ではステロイド抵抗性ネフローゼ症候群を成人後に発症することがあることが知られている．また，同じ *WT1* 遺伝子の異常でもエクソン 8 または 9 にミスセンス異常を有する場合（Denys-Drash 症候群）は 1 歳以下でステロイド抵抗性ネフローゼ症候群を発症し 10 歳までに末期腎不全に至るのに対し，イントロン 9 のスプライスサイトに異常を有する場合（Frasier 症候群）は 1 歳以降に発症し 10 歳以降に末期腎不全に至ることが知られている．このように遺伝子の種類やその異常の種類と臨床像に相関を認めることがあり，腎予後の推測が可能となる場合がある．

4. 遺伝子異常と腎外合併症

一部の遺伝子異常に伴うステロイド抵抗性ネフローゼ症候群患者では腎外合併症を伴うことが知られている．*WT1* 遺伝子異常による男性性分化異常，腎芽腫（Wilms 腫瘍），性腺腫瘍（Denys-Drash 症候群，Frasier 症候群），*LAMB2* 遺伝子異常による精神運動発達遅滞および小瞳孔（Pierson 症候群），*INF2* 遺伝子異常による Charcot-Marie-Tooth 病，*LMX1B* 遺伝子異常に伴う爪や膝蓋骨の異常が上げられる．遺伝子異常の同定により，既存の腎外症状の診断がつく場合や，将来の発症予測が可能となる場合もある．

表1 ステロイド抵抗性ネフローゼ症候群原因遺伝子リスト

Gene name	Protein	Inheritance mode	OMIM
ACTN4	ACTININ, ALPHA-4	AD	603278
ADCK4（*COQ8B*）	AARF DOMAIN-CONTAINING KINASE 4	AR	615573
ANKFY1	ANKYRIN REPEATS- AND FYVE DOMAIN-CONTAINING PROTEIN 1	AR	-
ANLN	ACTIN-BINDING PROTEIN ANILLIN	AD	616032
ARHGAP24	RHO GTPase-ACTIVATING PROTEIN 24	AD	-
ARHGDIA	RHO GDP-DISSOCIATION INHIBITOR ALPHA	AR	615244
AVIL	ADVILLIN	AR	-
CD2AP	CD2-ASSOCIATED PROTEIN	AR	607832
CDK20	CYCLIN-DEPENDENT KINASE 20	AR	-
COL4A3	COLLAGEN, TYPE IV, ALPHA-3	AD/AR	104200/203780
COL4A4	COLLAGEN, TYPE IV, ALPHA-4	AD/AR	203780
COL4A5	COLLAGEN, TYPE IV, ALPHA-5	XL	301050
COQ2	COQ2	AR	607426
COQ6	COQ6	AR	614650
CRB2	CRUMBS, DROSOPHILA, HOMOLOG OF, 2	AR	616220
CUBN	CUBILIN	AR	-
DGKE	DIACYLGLYCEROL KINASE, EPSILON, 64-KD	AR	615008
DLC1	DELETED IN LIVER CANCER 1	AR	-
EMP2	EPITHELIAL MEMBRANE PROTEIN 2	AR	615861
FAT1	FAT TUMOR SUPPRESSOR, DROSOPHILA, HOMOLOG OF, 1	AR	-
GAPVD1	GTPase-ACTIVATING PROTEIN AND VPS9 DOMAINS 1	AR	-
INF2	INVERTED FORMIN 2	AD	613237
ITGA3	INTEGRIN, ALPHA-3	AR	614748
ITGB4	INTEGRIN, BETA-4	AR	-
ITSN1	INTERSECTIN 1	AR	-
ITSN2	INTERSECTIN 2	AR	-
KANK1	KN MOTIF- AND ANKYRIN REPEAT DOMAIN-CONTAINING PROTEIN 1	AR	-
KANK2	KN MOTIF- AND ANKYRIN REPEAT DOMAIN-CONTAINING PROTEIN 2	AR	-
KANK4	KN MOTIF- AND ANKYRIN REPEAT DOMAIN-CONTAINING PROTEIN 4	AR	-
LAGE3	L ANTIGEN FAMILY, MEMBER 3	XL	301006
LAMA5	LAMININ, ALPHA-5	AR	-
LAMB2	LAMININ, BETA-2	AR	614199
LMNA	LAMIN A/C	AD	-
LMX1B	LIM HOMEOBOX TRANSCRIPTION FACTOR 1, BETA	AD	161200
MAGI2	MEMBRANE-ASSOCIATED GUANYLATE KINASE, WW AND PDZ DOMAINS-CONTAINING, 2	AR	617609
MYH9	MYOSIN, HEAVY CHAIN 9	AD	-
MYO1E	MYOSIN IE	AR	614131
NPHS1	NEPHRIN	AR	256300
NPHS2	PODOCIN	AR	600995
NUP107	NUCLEOPORIN, 107-KD	AR	616730
NUP205	NUCLEOPORIN, 205-KD	AR	616893
NUP93	NUCLEOPORIN, 93-KD	AR	616892
OSGEP	O-SIALOGLYCOPROTEIN ENDOPEPTIDASE	AR	617729
PAX2	PAIRED BOX GENE 2	AD	616002
PDSS2	PRENYL DIPHOSPHATE SYNTHASE, SUBUNIT 2	AR	614652
PLCE1	PHOSPHOLIPASE C, EPSILON-1	AR	610725
PTPRO	PROTEIN-TYROSINE PHOSPHATASE, RECEPTOR-TYPE, O	AR	614196
SCARB2	SCAVENGER RECEPTOR CLASS B, MEMBER 2	AR	254900
SGPL1	SPHINGOSINE-1-PHOSPHATE LYASE 1	AR	617575
SMARCAL1	SWI/SNF-RELATED, MATRIX-ASSOCIATED, ACTIN-DEPENDENT REGULATOR OF CHROMATIN, SUBFAMILY A-LIKE PROTEIN 1	AR	242900
TNS2	TENSIN 2	AR	-
TP53RK	TP53-REGULATING KINASE	AR	617730
TPRKB	TP53RK-BINDING PROTEIN	AR	617731
TRPC6	TRANSIENT RECEPTOR POTENTIAL CATION CHANNEL, SUBFAMILY C, MEMBER 6	AD	603965
TTC21B	TETRATRICOPEPTIDE REPEAT DOMAIN-CONTAINING PROTEIN 21B	AR	613820
WDR4	WD REPEAT-CONTAINING PROTEIN 4	AR	0
WDR73	WD REPEAT-CONTAINING PROTEIN 73	AR	251300
WT1	WILMS TUMOR 1	AD	256370
XPO5	EXPORTIN 5	AR	-

AD：autosomal dominant, FSGS：focal segmental glomeruloscrelosis, SRNS：steroid-resistent nephrotic syndrome, AR：autosomal recessive, NPHS：nephrotic syndrome, DMS：diffuse mesangial screlosis, XL：X-linked, NS：nephrotic syndrome, MPGN：membranoproliferative glomerulonephritis, SSNS：steroid-sensitive nephrotic syndrome, ESRD：end-stage renal disease, ACTH：adrenocorticotropic hormone

表1 つづき

Reference PMID	Notes
10700177	FSGS1, Adult onset SRNS
24270420	NPHS9, CoQ10 deficiency. Disease onset is typically between ages 10 and 20 years
29959197	Child onset SRNS
24676636	FSGS8. Both child and adult onset SRNS
21911940	Both child and adult onset SRNS
23867502	NPHS8, with DMS. Onset age is younger than 3 years
29058690	A spectrum ranging from severe early-onset SRNS with DMS to a later-onset form with FSGS
17713465	FSGS3. Severe early-onset SRNS
29773874	Steroid and immunosupression sensitive
7987396	Alport syndrome with FSGS
7987396	Alport syndrome with FSGS
2349482	Alport syndrome with FSGS
17855635	CoQ10 deficiency. Early-onset NS
21540551	CoQ10 deficiency. Early-onset NS. Hearing loss
25557779	FSGS9. Child onset SRNS
21903995	Proteinuria with no nephrotic range
23274426	NPHS7. Onset age is younger than 5 years. FSGS or MPGN
29773874	Steroid and immunosupression sensitive
24814193	Steroid and immunosupression sensitive or SRNS
26905694	Tubular ectasia, haematuria and facultative neurological involvement. First or second decade onset SRNS
29959197	Early-onset SRNS
20023659	FSGS5. Sometimes complicated by Charcot-Marie-Tooth disease E when mutations are located in exons 2 and 3
22512483	Congenital interstitial lung disease and mild epidermolysis bullosa. Infantile onset SRNS
10873890	Epidermolysis bullosa and pyloric atresia. Congenital or infantile onset SRNS
29773874	Steroid and immunosupression sensitive
29773874	Steroid and immunosupression sensitive
25961457	Not specified
25961457	Early-onset SSNS
25961457	Early-onset SRNS
28805828	Galloway-Mowat syndrome 2
29534211	Onset age is younger than 4 years. Usually responde to steroids
16912710	NPHS5 or Pierson syndrome
24080738	Familial partial lipodystrophy
9590288	Nail-patella syndrome or isolated FSGS
27932480	Steroid and immunosupression partially sensitive
10973259	Epstein syndrome, May-Hegglin anomaly, macrothrombocytopenia and granulocyte inclusions with or without nephritis or sensorineural hearing loss
21756023	FSGS9. Child onset SRNS
9660941	NPHS1, Congenital. Finish type. Large placenta
10742096	Develop ESRD in the first or second decades
26411495	NPHS11. Child onset SRNS
26878725	NPHS13. Early onset SRNS
26878725	NPHS12. Child onset SRNS
28805828	Galloway-Mowat syndrome 3
24676634	FSGS7 or renal papillorenal syndrome
17186472	CoQ10 deficiency and a defect in activity of mitochondrial complex Ⅱ+Ⅲ. Leigh syndrome
17086182	NPHS3. Infantile to child onset SRNS. One case had been reported as cyclophosphamide sensitive
21722858	NPHS6. Child onset SRNS. Partial response to immunosuprresants
18424452	Progressive myoclonic epilepsy
28165343	Hyperpigmentation, increased ACTH, hypoglycemia, and hypocalcemia with seizures, ichthyosis, primary hypothyroidism and developmental delay
11799392	Schimke immunoosseous dysplasia
29773874	Steroid and immunosupression sensitive
28805828	Galloway-Mowat syndrome 4
28805828	Galloway-Mowat syndrome 5
15879175	FSGS2. Both child and adult onset SRNS
24876116	Nephronophthisis 12 with FSGS
30079490	Galloway-Mowat syndrome
25466283	Galloway-Mowat syndrome 1
1338906, 9398852	Denys-Drash syndrome, Frasier syndrome, NPHS4, Wilms tumor, type 1
26878725	Speech development delay. Partial response to cyclosporine

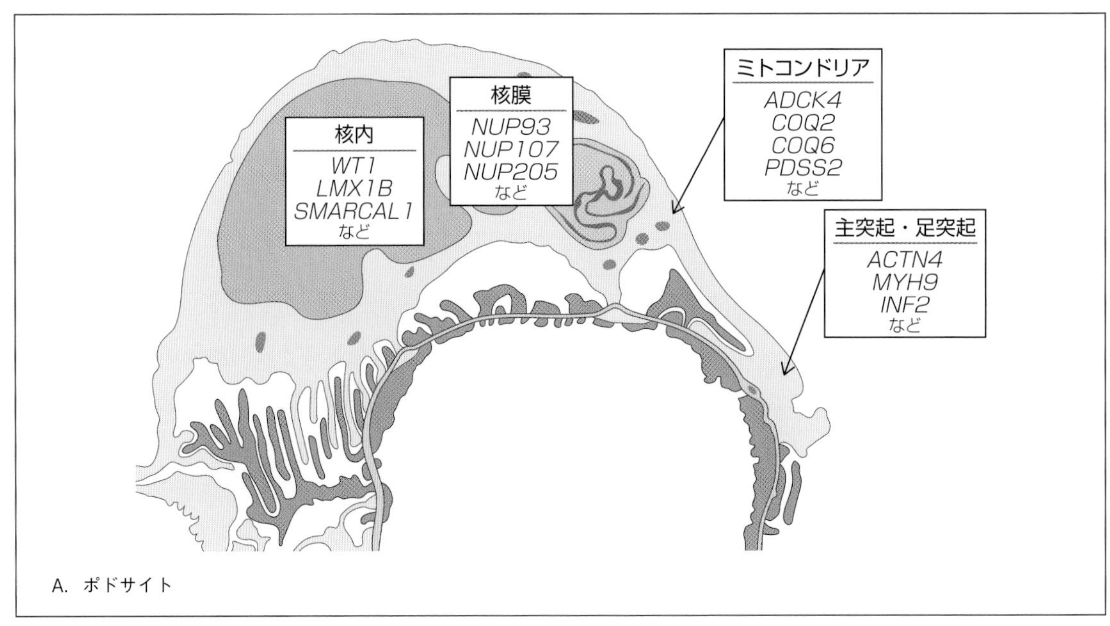

A. ポドサイト

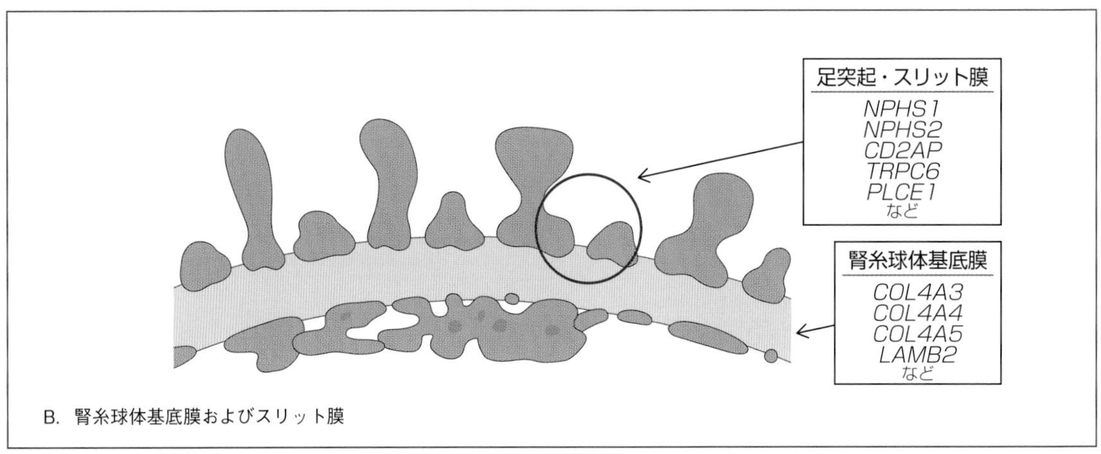

B. 腎糸球体基底膜およびスリット膜

図1 ステロイド抵抗性ネフローゼ症候群の主な原因遺伝子とそのポドサイトおよび腎糸球体基底膜における局在

5. 遺伝子異常と遺伝カウンセリング

ステロイド抵抗性ネフローゼ症候群の原因遺伝子は様々であり，たとえば比較的発症年齢の近く，腎外症状も伴わないため臨床像と病理所見からは鑑別が困難な *NUP107* 遺伝子と *TRPC6* 遺伝子の異常では，それぞれ，常染色体劣性遺伝性疾患と常染色体優性遺伝性疾患であり，遺伝様式が異なる．常染色体優性遺伝性疾患においては，疾患浸透率が低い疾患もあるため発症しないこともあるが，遺伝子異常自体は1/2の確率で子どもへ遺伝する．一方，常染色体劣性遺伝性疾患では子どもへの遺伝はほぼないといえる．このように遺伝子検査により遺伝カウンセリングにおいて非常に有用な情報を得ることができる．

6. 遺伝子異常と特異的治療法

COQ2，*COQ6*，*ADCK4* など，コエンザイムQ10合成経路の遺伝子の異常を有するステロイド抵抗性ネフローゼ症候群患者ではコエンザイムQ10補充療法が有用であることが知ら

れている[18-20]．また *CUBN* 遺伝子異常を有する場合はビタミン B12 投与の有効性の可能性が報告されている[21]．さらに，*ARHGDIA* 遺伝子の異常ではエプレレノンによる治療の可能性も示されている．このように遺伝子異常を同定することにより，特異的治療法の選択が可能となる場合がある．しかし，いずれにおいても早期診断および早期治療開始が重要である．

一方で遺伝学的検査の一般的に考えられ得るデメリットを以下に列記する．これらの点からも，遺伝学的検査を受ける場合には一定の配慮が必要であるため，検査の前後には必要に応じて遺伝カウンセリングを受けられるように配慮すべきである．

1. 両親どちらか（あるいは両方）からの遺伝であるとわかることで，両親が強い責任を感じてしまうことがある
2. ほとんどの遺伝性疾患は特異的治療法が存在しないため，治らない病気であることが判明する
3. 次子や子孫への遺伝の可能性が明らかとなる
4. （特に全エクソームシークエンスで）他の疾患の発症（悪性腫瘍など）が予見できることがある
5. 保険加入を断られるなど，社会的差別を受ける可能性がある

3 遺伝学的検査の適応と解析方法

●適応

全年齢を通じて，ステロイド抵抗性ネフローゼ症候群は遺伝学的検査を考慮する．理想は 4 週間の国際法（ISKDC 法）によるステロイド投与に無反応の患者全例を対象とすることであるが，遺伝学的検査の受託許容数の問題で，2020 年 2 月現在では，4 週間のステロイド投与およびその後，ステロイドパルス療法またはシクロスポリンによる加療で 1 か月以上全く反応を認めない患者が適応と考えられる．一方で厳密にはネフローゼの定義を満たさない（血清アルブミン値が 2.5 mg/dL 以上で低下傾向を認めない場合など）症例において腎生検で他疾患が否定された場合は，遺伝子異常を認める場合があり，遺伝学的検査を考慮する．

●解析方法

少なくとも**表 1** に示すすべての遺伝子を対象とした次世代シークエンサーによる解析が望まれる．一方，腎外症状などから責任遺伝子の予測が可能な場合はサンガー法による解析も行われている．以下に解析方法を列記する．

1. 全エクソームシークエンス（whole exome sequence）

ゲノム DNA 上に存在する約 2 万個の遺伝子全エクソンおよびエクソンイントロン境界領域に関するシークエンスを行う．既報の遺伝子のみでなく，新規の遺伝子異常の検出が可能である．ターゲットシークエンスに比較し高価である．

2. ターゲットシークエンス

目的の遺伝子の全エクソンおよびエクソンイントロン境界領域のみのシークエンスを行う．全エクソームシークエンスに比較し安価で，一度に 20 ～ 30 検体の解析が可能である．

3. サンガーシークエンス（サンガー法）

一度に一領域しか読むことができない．一つの領域のみであれば非常に安価であるが，たくさんの領域を解析する場合は手間とコストがかかる．なお，上記の次世代シークエンサーを用いた解析により異常が同定された場合はサンガー法による確認を行うことが一般的である．

4. copy number variation（CNV）の検出

CNVとは遺伝子のコピー数が正常と異なる領域のことであり，CNVにステロイド抵抗性ネフローゼ症候群原因遺伝子が含まれている場合，それにより発症する．前述の次世代シークエンサーによる解析では通常CNVは検出できない．しかし，次世代シークエンサーにより得られたデータを正常データと比較することでそのリード数を比較しCNVを検出するペア解析により検出が可能である[22]．その場合，検出されたCNVはmultiplex ligation-dependent probe amplification（MLPA）法またはarray comparative genomic hybridization（aCGH）により確認を行う必要がある．

文献

1）Kestilä M, et al. : Positionally cloned gene for a novel glomerular protein--nephrin--is mutated in congenital nephrotic syndrome. Mol Cell 1998 ; 1 : 575-582.

2）Ruotsalainen V, et al. : Nephrin is specifically located at the slit diaphragm of glomerular podocytes. Proc Natl Acad Sci U S A 1999 ; 96 : 7962-7967.

3）Boute N, et al. : NPHS2, encoding the glomerular protein podocin, is mutated in autosomal recessive steroid-resistant nephrotic syndrome. Nat Genet 2000 ; 24 : 349-354.

4）Sadowski CE, et al. ; SRNS Study Group : A single-gene cause in 29.5% of cases of steroid-resistant nephrotic syndrome. J Am Soc Nephrol 2015 ; 26 : 1279-1289.

5）Wang F, et al. : Spectrum of mutations in Chinese children with steroid-resistant nephrotic syndrome. Pediatr Nephrol 2017 ; 32: 1181-1192.

6）Warejko JK, et al. : Whole Exome Sequencing of Patients with Steroid-Resistant Nephrotic Syndrome. Clin J Am Soc Nephrol 2018 ; 13 : 53-62.

7）Bierzynska A, et al. : Genomic and clinical profiling of a national nephrotic syndrome cohort advocates a precision medicine approach to disease management. Kidney Int 2017 ; 91 : 937-947.

8）Nagano C, et al. : Comprehensive genetic diagnosis of Japanese patients with severe proteinuria. Sci Rep 2020 ; 10 : 270-280.

9）Büscher AK, et al. ; German Pediatric Nephrology Association（GPN）: Rapid Response to Cyclosporin A and Favorable Renal Outcome in Nongenetic Versus Genetic Steroid-Resistant Nephrotic Syndrome. Clin J Am Soc Nephrol 2016 ; 11 : 245-253.

10）Büscher AK, et al. : Immunosuppression and renal outcome in congenital and pediatric steroid-resistant nephrotic syndrome. Clin J Am Soc Nephrol 2010; 5 : 2075-2084.

11）Dorval G, et al. : Clinical and genetic heterogeneity in familial steroid-sensitive nephrotic syndrome. Pediatr Nephrol 2018; 33 : 473-483.

12）Ashraf S, et al. : Mutations in six nephrosis genes delineate a pathogenic pathway amenable to treatment. Nat Commun 2018 ; 9 : 1960.

13）Gee HY, et al. : Mutations in EMP2 cause childhood-onset nephrotic syndrome. Am J Hum Genet 2014 ; 94 : 884-890.

14）Hinkes B, et al. : Positional cloning uncovers mutations in PLCE1 responsible for a nephrotic syndrome variant that may be reversible. Nat Genet 2006 ; 38 : 1397-1405.

15）Trautmann A, et al. ; PodoNet Consortium : Long-Term Outcome of Steroid-Resistant Nephrotic Syndrome in Children. J Am Soc Nephrol 2017 ; 28 : 3055-3065.

16）Kemper MJ, et al. : Treatment of Genetic Forms of Nephrotic Syndrome. Front Pediatr 2018 ; 6 : 72.

17）Feltran LS, et al. : Targeted Next-generation Sequencing in Brazilian Children With Nephrotic Syndrome Submitted to Renal Transplant. Transplantation 2017 ; 101 : 2905-2912.

18）Ashraf S, et al. : ADCK4 mutations promote steroid-resistant nephrotic syndrome through CoQ10 biosynthesis disruption. J Clin Invest 2013 ; 123 : 5179-5189.

19）Heeringa SF, et al. : COQ6 mutations in human patients produce nephrotic syndrome with sensorineural deafness. J Clin Invest 2011 ; 121 : 2013-2024.

20）Diomedi-Camassei F, et al. : COQ2 nephropathy: a newly described inherited mitochondriopathy with primary renal involvement. J Am Soc Nephrol 2007 ; 18 : 2773-2780.

21）Ovunc B, et al. : Exome sequencing reveals cubilin mutation as a single-gene cause of proteinuria. J Am Soc Nephrol 2011 ; 22 : 1815-1820.

22）Nagano C, et al. : Detection of copy number variations by pair analysis using next-generation sequencing data in inherited kidney diseases. Clin Exp Nephrol 2018 ; 22 : 881-888.

第Ⅱ章
治　療

小児特発性ネフローゼ症候群の病型と治療の概略図

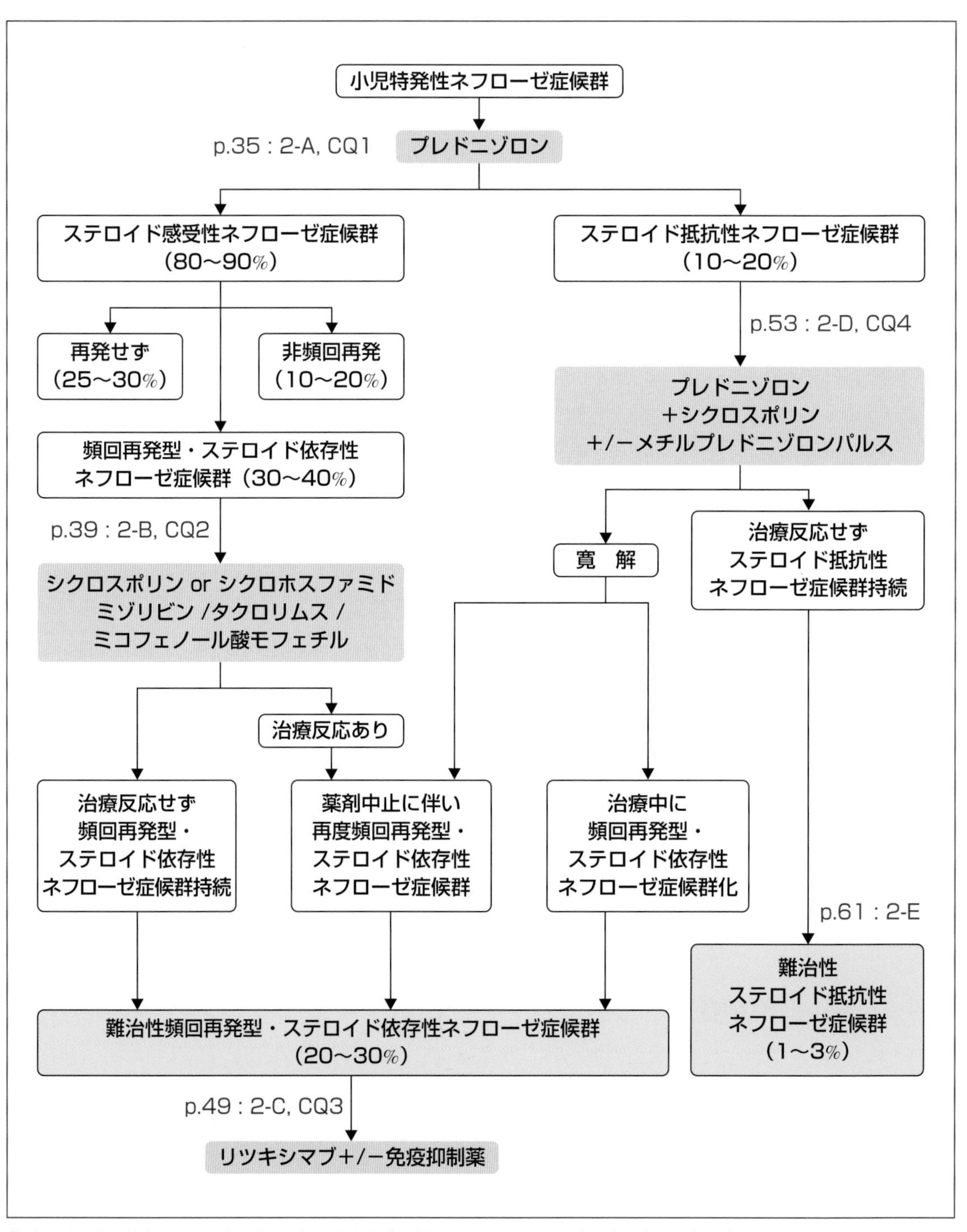

（飯島一誠：特発性ネフローゼ症候群．小児腎臓病学 改訂第2版，日本小児腎臓病学会編集，東京，診断と治療社，2017：218-225. より改変）

1 治療総論

要約

- 小児特発性ネフローゼ症候群はその多くが微小変化型である．そのため，初発・再発時ともにステロイド（プレドニゾロン）を第一選択薬として治療を開始する．
- 小児頻回再発型ネフローゼ症候群や小児ステロイド抵抗性ネフローゼ症候群では免疫抑制薬による治療が検討される．
- 各薬剤の処方にあたっては，身長に応じた標準体重ならびに体表面積を用いる．

1 小児特発性ネフローゼ症候群治療の概略（p. 26）

小児ネフローゼ症候群の原疾患の約 90% が特発性ネフローゼ症候群（一次性ネフローゼ症候群）であり，そのうちの約 80% が微小変化型である[a,b]．微小変化型の 90% 以上はステロイド（プレドニゾロン）に反応するステロイド感受性ネフローゼ症候群であるため，他の病型が疑われる場合以外（p. 7「3 腎生検」参照）は腎生検を行わずに，プレドニゾロンによる治療を開始することが一般的（p. 35「2 各論」『A．ステロイド感受性ネフローゼ症候群の治療』，『CQ1』参照）である[b,c,d]．この初期ステロイド治療反応性による分類（ステロイド感受性，ステロイド抵抗性）と病理組織学的分類は必ずしも一致せず，それぞれが独立した分類方法である．また，このステロイド治療による反応性ならびに再発頻度により治療戦略が決まる．

頻回再発型およびステロイド依存性ネフローゼ症候群となった場合にはステロイドの長期反復使用による副作用を軽減する目的で[b,c,e]，免疫抑制薬の併用が検討される（p. 39「2 各論」『B．頻回再発型・ステロイド依存性ネフローゼ症候群の治療』，『CQ2』参照）．わが国で適応の得られている薬剤としてはシクロホスファミドとシクロスポリンがあり，適応外使用で効果の報告のある薬剤としてタクロリムス，ミコフェノール酸モフェチルなどが存在する．また，前回のガイドライン 2013 以降の新たなエビデンスとして，既存の免疫抑制薬使用では管理困難な小児期発症難治性頻回再発型およびステロイド依存性ネフローゼ症候群に対して生物学的製剤である抗 CD20 抗体製剤（リツキシマブ）が使用可能となっている（p. 49「2 各論」『C．難治性頻回再発型・ステロイド依存性ネフローゼ症候群の治療』，『CQ3』参照）．従来の免疫抑制薬とは異なる副作用を有する薬剤であり，精通した医師による使用が望まれる．

ステロイド抵抗性ネフローゼ症候群となった場合には，治療方針の決定のために腎生検が行われる．本ガイドライン2020の対象病型である微小変化型もしくは巣状分節性糸球体硬化症であった場合，寛解導入のための追加治療[b,c,f]として免疫抑制薬の併用が行われる（p. 53「2 各論」『D．ステロイド抵抗性ネフローゼ症候群の治療』，『CQ4』参照）．わが国で適応の得られている薬剤としてはシクロスポリンがあり，適応外使用で効果の報告のある薬剤としてタクロリムス，ミコフェノール酸モフェチルが存在する．また難治性のステロイド抵抗性ネフローゼ症候群は寛解が得られない場合には末期腎不全に進行するため，血漿交換療法やリツキシマブ（適応外使用）などによる治療が試みられる（p. 61「2 各論」『E．ステロイド抵抗性ネフローゼ症候群の追加治療』参照）．近年のトピックとしては，ステロイド抵抗性ネフローゼ症候群の一部の症例に遺伝子異常の関与（p. 17「6 遺伝学的検査」参照）が報告され，さらにそのなかには他の薬剤での治療の可能性があるものが含まれており（p. 17「6 遺伝学的検査」，p. 64「付記2 コエンザイムQ10」参照），難治例での遺伝学的検査の必要性を小児ネフローゼ症候群診療にあたる医師が把握しておく必要がある．

2 薬剤処方の基準体格について

小児特発性ネフローゼ症候群の患者は，原病による浮腫や，ステロイドによる副作用（食欲亢進，中心性肥満）により，プロポーションの変化をきたしている場合が少なくない．そのため，各薬剤の処方に応じては実体重ではなく，身長に応じた標準体重ならびに標準体重を用いて算出した体表面積を使用して処方を行うことを原則とする．2000年度の日本人小児標準身長・体重表を**表1**に掲載する[1,2]．

3 本ガイドライン2020作成中に進行中の小児特発性ネフローゼ症候群に対するわが国での全国臨床試験

本ガイドライン2020作成中にも，小児特発性ネフローゼ症候群治療をより向上させるために世界各国で臨床試験が行われている．本項では，UMINに登録されているわが国で進行中の小児特発性ネフローゼ症候群に対する臨床試験を紹介する．いずれも今後の結果が待たれる試験である．

＊UMIN 試験 ID：C000000007（一般公開日：2005/08/01）
試験名　：CYA＋PSL と MP＋CYA＋PSL のランダム化比較試験（JSKDC02）
実施責任組織：日本小児腎臓病研究グループ（JSKDC）
対象　：ステロイド抵抗性小児ネフローゼ症候群
介入　：シクロスポリン＋プレドニゾロン併用療法 2 年間
vs. メチルプレドニゾロン＋シクロスポリン＋プレドニゾロン併用療法 2 年間
主要評価項目：完全寛解導入率
現状　：参加者募集終了 - 試験継続中

＊UMIN 試験 ID：UMIN000004204（一般公開日：2010/10/01）/ jRCT 臨床研究実施計画番号：jRCTs031180132
試験名　：頻回再発型小児ネフローゼ症候群に対する免疫抑制薬療法の
多施設共同非盲検ランダム化比較試験
実施責任組織：日本小児腎臓病研究グループ（JSKDC）
対象　：頻回再発型小児ネフローゼ症候群
介入　：シクロスポリン（2 年間）vs. タクロリムス（2 年間）
主要評価項目：無再発期間
現状　：参加者募集終了 - 試験継続中

＊UMIN 試験 ID：UMIN000005103（一般公開日：2011/03/01）/ jRCT 臨床研究実施計画番号：jRCTs071180060
試験名　：初発寛解後早期に再発する小児ステロイド感受性ネフローゼ症候群治療における
高用量ミゾリビン併用の効果に関するランダム化比較試験（JSKDC05）
実施責任組織：日本小児腎臓病臨床研究グループ
対象　：小児ステロイド感受性ネフローゼ症候群
介入　：標準治療（再発時プレドニゾロン治療）
vs. 標準治療（再発時プレドニゾロン治療）＋高用量ミゾリビン併用治療
主要評価項目：頻回再発までの期間
現状　：参加者募集終了 - 試験継続中

＊UMIN 試験 ID：UMIN000014347（一般公開日：2014/06/23）/ jRCT 臨床研究実施計画番号：jRCTs051180081
試験名　：小児難治性頻回再発型 / ステロイド依存性ネフローゼ症候群を対象とした
ミコフェノール酸モフェチルのプラセボ対照ランダム化比較試験（JSKDC07 試験）
実施責任組織：日本小児腎臓病研究グループ（JSKDC）
対象　：小児難治性頻回再発型 / ステロイド依存性ネフローゼ症候群
介入　：リツキシマブ＋ミコフェノール酸モフェチル vs. リツキシマブ＋プラセボ
主要評価項目：treatment failure 発生までの期間
現状　：参加者募集終了 - 試験継続中

＊UMIN 試験 ID：UMIN000016764（一般公開日：2015/03/10）
試験名　：ミコフェノール酸モフェチルの薬物動態試験（JSKDC09）
実施責任組織：日本小児腎臓病研究グループ（JSKDC）
対象　：小児難治性頻回再発型 / ステロイド依存性ネフローゼ症候群
介入　：MPA 濃度測定
主要評価項目：ミコフェノール酸（MPA）の薬物動態パラメータ
現状　：参加者募集終了 - 試験継続中

表 1-A 日本人小児 2000 年度標準身長・体重表（男）

（2000 年度日本人小児の平均身長・平均体重およびその標準偏差）

暦年齢［歳・月］	標準身長［cm］	標準体重［kg］	暦年齢［歳・月］	標準身長［cm］	標準体重［kg］	暦年齢［歳・月］	標準身長［cm］	標準体重［kg］
0・0	49.0 (2.1)	3.0 (0.4)	3・0	93.3 (3.5)	13.7 (1.5)	6・0	113.3 (4.8)	20.3 (3.3)
0・1	53.5 (2.2)	4.3 (0.6)	3・1	94.0 (3.5)	13.9 (1.6)	6・1	113.9 (4.8)	20.6 (3.4)
0・2	57.9 (2.2)	5.5 (0.7)	3・2	94.6 (3.5)	14.0 (1.6)	6・2	114.5 (4.8)	20.8 (3.5)
0・3	61.4 (2.2)	6.4 (0.8)	3・3	95.1 (3.6)	14.2 (1.7)	6・3	115.0 (4.9)	21.1 (3.5)
0・4	64.2 (2.3)	7.1 (0.9)	3・4	95.7 (3.6)	14.4 (1.7)	6・4	115.6 (4.9)	21.3 (3.6)
0・5	66.2 (2.3)	7.7 (0.8)	3・5	96.3 (3.6)	14.5 (1.7)	6・5	116.1 (4.9)	21.6 (3.7)
0・6	67.8 (2.4)	8.0 (0.9)	3・6	96.9 (3.7)	14.7 (1.8)	6・6	116.7 (5.0)	21.8 (3.8)
0・7	69.2 (2.4)	8.2 (0.9)	3・7	97.5 (3.7)	14.8 (1.8)	6・7	117.2 (5.0)	22.0 (3.8)
0・8	70.5 (2.4)	8.6 (1.0)	3・8	98.0 (3.7)	15.0 (1.8)	6・8	117.7 (5.0)	22.2 (3.9)
0・9	71.7 (2.5)	8.9 (1.0)	3・9	98.6 (3.8)	15.1 (1.8)	6・9	118.2 (5.0)	22.5 (3.9)
0・10	72.8 (2.5)	9.1 (0.9)	3・10	99.1 (3.8)	15.3 (1.9)	6・10	118.6 (5.0)	22.7 (4.0)
0・11	73.9 (2.5)	9.2 (0.9)	3・11	99.7 (3.9)	15.4 (1.9)	6・11	119.1 (5.0)	22.9 (4.0)
1・0	75.0 (2.6)	9.3 (0.9)	4・0	100.2 (3.9)	15.6 (2.0)	7・0	119.6 (5.1)	23.1 (4.1)
1・1	76.0 (2.6)	9.5 (0.9)	4・1	100.8 (3.9)	15.8 (2.0)	7・1	120.1 (5.1)	23.3 (4.2)
1・2	76.9 (2.6)	9.8 (1.0)	4・2	101.3 (4.0)	15.9 (2.1)	7・2	120.6 (5.1)	23.5 (4.2)
1・3	77.8 (2.7)	9.9 (1.0)	4・3	101.9 (4.0)	16.1 (2.1)	7・3	121.1 (5.1)	23.8 (4.3)
1・4	78.7 (2.7)	10.1 (1.0)	4・4	102.4 (4.0)	16.3 (2.1)	7・4	121.5 (5.1)	24.0 (4.3)
1・5	79.6 (2.8)	10.3 (1.1)	4・5	103.0 (4.1)	16.4 (2.1)	7・5	122.0 (5.1)	24.2 (4.4)
1・6	80.5 (2.8)	10.5 (1.2)	4・6	103.5 (4.1)	16.6 (2.1)	7・6	122.5 (5.1)	24.4 (4.4)
1・7	81.4 (2.8)	10.6 (1.1)	4・7	104.0 (4.1)	16.7 (2.2)	7・7	123.0 (5.2)	24.7 (4.5)
1・8	82.3 (2.9)	10.9 (1.1)	4・8	104.6 (4.2)	16.9 (2.2)	7・8	123.4 (5.2)	25.0 (4.6)
1・9	83.1 (2.9)	11.2 (1.2)	4・9	105.1 (4.2)	17.0 (2.2)	7・9	123.9 (5.2)	25.2 (4.7)
1・10	83.9 (2.9)	11.3 (1.2)	4・10	105.6 (4.3)	17.3 (2.3)	7・10	124.4 (5.2)	25.5 (4.8)
1・11	84.7 (3.0)	11.4 (1.1)	4・11	106.2 (4.3)	17.5 (2.4)	7・11	124.8 (5.3)	25.8 (4.9)
2・0	85.4 (3.0)	11.6 (1.2)	5・0	106.7 (4.3)	17.7 (2.5)	8・0	125.3 (5.3)	26.1 (5.0)
2・1	86.2 (3.1)	11.8 (1.2)	5・1	107.3 (4.4)	17.9 (2.6)	8・1	125.8 (5.3)	26.3 (5.1)
2・2	86.9 (3.1)	12.0 (1.2)	5・2	107.8 (4.4)	18.1 (2.8)	8・2	126.2 (5.3)	26.6 (5.2)
2・3	87.6 (3.1)	12.1 (1.3)	5・3	108.3 (4.4)	18.3 (2.9)	8・3	126.7 (5.4)	26.9 (5.3)
2・4	88.3 (3.2)	12.3 (1.3)	5・4	108.9 (4.5)	18.5 (2.9)	8・4	127.2 (5.4)	27.2 (5.4)
2・5	88.9 (3.2)	12.5 (1.3)	5・5	109.4 (4.5)	18.7 (2.9)	8・5	127.6 (5.4)	27.4 (5.5)
2・6	89.6 (3.2)	12.7 (1.3)	5・6	110.0 (4.5)	18.9 (3.0)	8・6	128.1 (5.5)	27.7 (5.6)
2・7	90.2 (3.3)	12.8 (1.3)	5・7	110.5 (4.6)	19.1 (3.0)	8・7	128.6 (5.5)	28.0 (5.7)
2・8	90.8 (3.3)	13.0 (1.4)	5・8	111.1 (4.6)	19.3 (3.0)	8・8	129.0 (5.5)	28.3 (5.8)
2・9	91.5 (3.3)	13.2 (1.4)	5・9	111.6 (4.7)	19.6 (3.0)	8・9	129.5 (5.5)	28.6 (5.9)
2・10	92.1 (3.4)	13.3 (1.4)	5・10	112.2 (4.7)	19.8 (3.1)	8・10	129.9 (5.5)	28.9 (6.0)
2・11	92.7 (3.4)	13.5 (1.5)	5・11	112.7 (4.7)	20.1 (3.2)	8・11	130.4 (5.6)	29.2 (6.1)

（ ）内の数値は SD

［平成 12 年度厚生労働省乳幼児身体発育調査報告書および平成 12 年度文部科学省学校保健統計調査報告書のデータから作成（制作：立花克彦，諏訪成三）］

表 1-A つづき

暦年齢 [歳・月]	標準身長 [cm]	標準体重 [kg]
9・0	130.9 (5.6)	29.5 (6.2)
9・1	131.3 (5.6)	29.7 (6.3)
9・2	131.8 (5.6)	30.0 (6.4)
9・3	132.2 (5.7)	30.3 (6.5)
9・4	132.7 (5.7)	30.6 (6.6)
9・5	133.1 (5.7)	30.9 (6.7)
9・6	133.6 (5.7)	31.2 (6.8)
9・7	134.1 (5.8)	31.5 (6.9)
9・8	134.5 (5.8)	31.9 (7.0)
9・9	135.0 (5.8)	32.2 (7.1)
9・10	135.4 (5.9)	32.5 (7.2)
9・11	135.9 (5.9)	32.8 (7.3)
10・0	136.4 (5.9)	33.2 (7.4)
10・1	136.8 (6.0)	33.5 (7.5)
10・2	137.3 (6.0)	33.8 (7.6)
10・3	137.7 (6.0)	34.1 (7.7)
10・4	138.2 (6.1)	34.5 (7.8)
10・5	138.6 (6.1)	34.8 (7.8)
10・6	139.1 (6.1)	35.1 (7.9)
10・7	139.6 (6.2)	35.5 (8.0)
10・8	140.1 (6.3)	35.8 (8.1)
10・9	140.7 (6.4)	36.2 (8.2)
10・10	141.2 (6.5)	36.5 (8.3)
10・11	141.7 (6.6)	36.9 (8.4)
11・0	142.2 (6.6)	37.3 (8.5)
11・1	142.7 (6.7)	37.6 (8.6)
11・2	143.2 (6.8)	38.0 (8.7)
11・3	143.8 (6.9)	38.3 (8.8)
11・4	144.3 (7.0)	38.7 (8.9)
11・5	144.8 (7.1)	39.0 (9.0)
11・6	145.3 (7.1)	39.4 (9.2)
11・7	145.9 (7.2)	39.9 (9.3)
11・8	146.6 (7.3)	40.4 (9.4)
11・9	147.2 (7.4)	40.9 (9.5)
11・10	147.8 (7.4)	41.4 (9.6)
11・11	148.5 (7.5)	41.9 (9.7)

暦年齢 [歳・月]	標準身長 [cm]	標準体重 [kg]
12・0	149.1 (7.6)	42.4 (9.8)
12・1	149.7 (7.7)	42.9 (9.9)
12・2	150.4 (7.8)	43.4 (10.0)
12・3	151.0 (7.8)	43.9 (10.1)
12・4	151.6 (7.9)	44.4 (10.2)
12・5	152.3 (8.0)	44.9 (10.3)
12・6	152.9 (8.1)	45.4 (10.4)
12・7	153.5 (8.0)	45.8 (10.4)
12・8	154.1 (8.0)	46.2 (10.4)
12・9	154.7 (8.0)	46.7 (10.4)
12・10	155.3 (7.9)	47.1 (10.4)
12・11	155.9 (7.9)	47.5 (10.4)
13・0	156.5 (7.9)	47.9 (10.4)
13・1	157.0 (7.8)	48.3 (10.4)
13・2	157.6 (7.8)	48.7 (10.5)
13・3	158.2 (7.8)	49.2 (10.5)
13・4	158.8 (7.8)	49.6 (10.5)
13・5	159.4 (7.7)	50.0 (10.5)
13・6	160.0 (7.7)	50.4 (10.5)
13・7	160.5 (7.6)	50.8 (10.5)
13・8	160.9 (7.5)	51.2 (10.5)
13・9	161.4 (7.4)	51.7 (10.4)
13・10	161.8 (7.3)	52.1 (10.4)
13・11	162.3 (7.2)	52.5 (10.4)
14・0	162.8 (7.1)	52.9 (10.4)
14・1	163.2 (7.0)	53.3 (10.4)
14・2	163.7 (6.9)	53.7 (10.4)
14・3	164.1 (6.8)	54.2 (10.4)
14・4	164.6 (6.7)	54.6 (10.4)
14・5	165.0 (6.6)	55.0 (10.4)
14・6	165.5 (6.5)	55.4 (10.3)
14・7	165.8 (6.4)	55.8 (10.4)
14・8	166.0 (6.4)	56.1 (10.4)
14・9	166.3 (6.3)	56.5 (10.5)
14・10	166.5 (6.3)	56.8 (10.5)
14・11	166.8 (6.2)	57.2 (10.5)

暦年齢 [歳・月]	標準身長 [cm]	標準体重 [kg]
15・0	167.1 (6.2)	57.6 (10.6)
15・1	167.3 (6.1)	57.9 (10.6)
15・2	167.6 (6.1)	58.3 (10.7)
15・3	167.8 (6.0)	58.6 (10.7)
15・4	168.1 (6.0)	59.0 (10.7)
15・5	168.3 (5.9)	59.3 (10.8)
15・6	168.6 (5.9)	59.7 (10.8)
15・7	168.7 (5.9)	59.8 (10.8)
15・8	168.9 (5.9)	60.0 (10.7)
15・9	169.0 (5.9)	60.1 (10.7)
15・10	169.1 (5.9)	60.2 (10.6)
15・11	169.2 (5.8)	60.3 (10.5)
16・0	169.4 (5.8)	60.5 (10.5)
16・1	169.5 (5.8)	60.6 (10.4)
16・2	169.6 (5.8)	60.7 (10.4)
16・3	169.7 (5.8)	60.8 (10.3)
16・4	169.9 (5.8)	61.0 (10.2)
16・5	170.0 (5.8)	61.1 (10.2)
16・6	170.1 (5.8)	61.2 (10.1)
16・7	170.2 (5.8)	61.3 (10.1)
16・8	170.2 (5.8)	61.4 (10.2)
16・9	170.3 (5.8)	61.6 (10.2)
16・10	170.3 (5.8)	61.7 (10.2)
16・11	170.4 (5.8)	61.8 (10.2)
17・0	170.5 (5.8)	61.9 (10.2)
17・1	170.5 (5.8)	62.0 (10.2)
17・2	170.6 (5.8)	62.1 (10.3)
17・3	170.6 (5.8)	62.3 (10.3)
17・4	170.7 (5.8)	62.4 (10.3)
17・5	170.7 (5.8)	62.5 (10.3)
17・6	170.8 (5.8)	62.6 (10.3)

表 1-B 日本人小児 2000 年度標準身長・体重表(女)

(2000 年度日本人小児の平均身長・平均体重およびその標準偏差)

暦年齢 [歳・月]	標準身長 [cm]	標準体重 [kg]	暦年齢 [歳・月]	標準身長 [cm]	標準体重 [kg]	暦年齢 [歳・月]	標準身長 [cm]	標準体重 [kg]
0・0	48.4 (2.1)	3.0 (0.4)	3・0	92.2 (3.4)	13.1 (1.6)	6・0	112.7 (4.6)	19.6 (3.0)
0・1	52.6 (2.1)	4.1 (0.5)	3・1	92.8 (3.4)	13.3 (1.6)	6・1	113.3 (4.7)	19.9 (3.1)
0・2	56.7 (2.2)	5.2 (0.6)	3・2	93.5 (3.4)	13.4 (1.6)	6・2	113.8 (4.7)	20.2 (3.2)
0・3	60.0 (2.2)	6.0 (0.7)	3・3	94.1 (3.5)	13.6 (1.7)	6・3	114.1 (4.6)	20.4 (3.3)
0・4	62.6 (2.2)	6.6 (0.8)	3・4	94.7 (3.5)	13.8 (1.7)	6・4	114.6 (4.7)	20.7 (3.4)
0・5	64.6 (2.3)	7.0 (0.8)	3・5	95.3 (3.5)	13.9 (1.7)	6・5	115.2 (4.8)	21.0 (3.5)
0・6	66.2 (2.3)	7.5 (0.8)	3・6	95.9 (3.6)	14.1 (1.7)	6・6	115.8 (4.9)	21.3 (3.6)
0・7	67.5 (2.3)	7.8 (0.8)	3・7	96.5 (3.6)	14.3 (1.7)	6・7	116.3 (4.9)	21.5 (3.6)
0・8	68.9 (2.4)	8.0 (0.9)	3・8	97.1 (3.6)	14.4 (1.7)	6・8	116.8 (4.9)	21.7 (3.7)
0・9	70.0 (2.4)	8.2 (0.9)	3・9	97.7 (3.7)	14.6 (1.7)	6・9	117.3 (4.9)	21.9 (3.7)
0・10	71.2 (2.4)	8.5 (0.9)	3・10	98.3 (3.7)	14.8 (1.8)	6・10	117.8 (5.0)	22.1 (3.8)
0・11	72.3 (2.5)	8.6 (0.9)	3・11	98.9 (3.8)	15.0 (1.9)	6・11	118.3 (5.0)	22.3 (3.8)
1・0	73.4 (2.5)	8.7 (1.0)	4・0	99.5 (3.8)	15.2 (2.0)	7・0	118.8 (5.0)	22.6 (3.9)
1・1	74.5 (2.5)	9.0 (0.9)	4・1	100.0 (3.8)	15.4 (2.1)	7・1	119.2 (5.0)	22.8 (3.9)
1・2	75.5 (2.6)	9.2 (0.9)	4・2	100.6 (3.9)	15.6 (2.2)	7・2	119.7 (5.0)	23.0 (4.0)
1・3	76.5 (2.6)	9.3 (1.0)	4・3	101.2 (3.9)	15.8 (2.4)	7・3	120.2 (5.1)	23.2 (4.1)
1・4	77.5 (2.6)	9.5 (0.9)	4・4	101.7 (3.9)	15.9 (2.3)	7・4	120.7 (5.1)	23.4 (4.1)
1・5	78.4 (2.7)	9.7 (1.0)	4・5	102.3 (4.0)	16.1 (2.2)	7・5	121.2 (5.1)	23.6 (4.2)
1・6	79.4 (2.7)	9.9 (1.0)	4・6	102.8 (4.0)	16.3 (2.2)	7・6	121.7 (5.1)	23.8 (4.2)
1・7	80.3 (2.8)	10.2 (1.1)	4・7	103.4 (4.0)	16.4 (2.1)	7・7	122.2 (5.2)	24.1 (4.3)
1・8	81.2 (2.8)	10.4 (1.1)	4・8	103.9 (4.1)	16.6 (2.1)	7・8	122.7 (5.2)	24.3 (4.4)
1・9	82.0 (2.8)	10.4 (1.0)	4・9	104.5 (4.1)	16.8 (2.0)	7・9	123.2 (5.2)	24.6 (4.5)
1・10	82.8 (2.9)	10.7 (1.2)	4・10	105.0 (4.1)	17.0 (2.1)	7・10	123.6 (5.3)	24.9 (4.6)
1・11	83.5 (2.9)	11.0 (1.2)	4・11	105.6 (4.2)	17.2 (2.2)	7・11	124.1 (5.3)	25.1 (4.7)
2・0	84.3 (2.9)	11.0 (1.1)	5・0	106.2 (4.2)	17.4 (2.3)	8・0	124.6 (5.4)	25.4 (4.7)
2・1	85.0 (3.0)	11.2 (1.2)	5・1	106.7 (4.3)	17.6 (2.4)	8・1	125.1 (5.4)	25.7 (4.8)
2・2	85.7 (3.0)	11.4 (1.2)	5・2	107.3 (4.3)	17.8 (2.5)	8・2	125.6 (5.4)	25.9 (4.9)
2・3	86.4 (3.0)	11.6 (1.3)	5・3	107.8 (4.3)	18.0 (2.6)	8・3	126.1 (5.5)	26.2 (5.0)
2・4	87.1 (3.1)	11.8 (1.3)	5・4	108.4 (4.4)	18.1 (2.6)	8・4	126.5 (5.5)	26.5 (5.1)
2・5	87.7 (3.1)	12.0 (1.4)	5・5	108.9 (4.4)	18.2 (2.6)	8・5	127.0 (5.5)	26.7 (5.2)
2・6	88.4 (3.1)	12.2 (1.4)	5・6	109.5 (4.4)	18.4 (2.7)	8・6	127.5 (5.6)	27.0 (5.3)
2・7	89.0 (3.2)	12.3 (1.4)	5・7	110.0 (4.5)	18.5 (2.7)	8・7	128.0 (5.6)	27.3 (5.4)
2・8	89.6 (3.2)	12.5 (1.4)	5・8	110.6 (4.5)	18.6 (2.7)	8・8	128.5 (5.7)	27.6 (5.5)
2・9	90.3 (3.3)	12.7 (1.5)	5・9	111.1 (4.5)	18.7 (2.8)	8・9	129.0 (5.7)	27.9 (5.5)
2・10	90.9 (3.3)	12.8 (1.5)	5・10	111.6 (4.6)	19.0 (2.8)	8・10	129.5 (5.8)	28.2 (5.6)
2・11	91.6 (3.3)	13.0 (1.5)	5・11	112.2 (4.6)	19.3 (2.9)	8・11	130.0 (5.8)	28.5 (5.7)

( )内の数値は SD

[平成 12 年度厚生労働省乳幼児身体発育調査報告書および平成 12 年度文部科学省学校保健統計調査報告書のデータから作成(制作：立花克彦，諏訪成三)]

表 1-B つづき

暦年齢 [歳・月]	標準身長 [cm]	標準体重 [kg]
9・0	130.5 (5.9)	28.9 (5.8)
9・1	131.0 (5.9)	29.2 (5.9)
9・2	131.5 (6.0)	29.5 (6.0)
9・3	132.0 (6.0)	29.8 (6.1)
9・4	132.5 (6.1)	30.1 (6.2)
9・5	133.0 (6.1)	30.4 (6.3)
9・6	133.5 (6.2)	30.7 (6.4)
9・7	134.1 (6.2)	31.1 (6.5)
9・8	134.6 (6.3)	31.4 (6.6)
9・9	135.2 (6.3)	31.8 (6.7)
9・10	135.8 (6.4)	32.1 (6.8)
9・11	136.3 (6.4)	32.5 (6.9)
10・0	136.9 (6.5)	32.8 (7.0)
10・1	137.5 (6.5)	33.2 (7.1)
10・2	138.0 (6.6)	33.5 (7.1)
10・3	138.6 (6.6)	33.9 (7.2)
10・4	139.2 (6.7)	34.2 (7.3)
10・5	139.7 (6.7)	34.6 (7.4)
10・6	140.3 (6.8)	34.9 (7.5)
10・7	140.9 (6.8)	35.3 (7.6)
10・8	141.4 (6.8)	35.8 (7.7)
10・9	142.0 (6.8)	36.2 (7.7)
10・10	142.6 (6.8)	36.6 (7.8)
10・11	143.1 (6.7)	37.1 (7.9)
11・0	143.7 (6.7)	37.5 (7.9)
11・1	144.3 (6.7)	37.9 (8.0)
11・2	144.8 (6.7)	38.4 (8.1)
11・3	145.4 (6.7)	38.8 (8.1)
11・4	146.0 (6.7)	39.2 (8.2)
11・5	146.5 (6.7)	39.7 (8.3)
11・6	147.1 (6.7)	40.1 (8.4)
11・7	147.5 (6.6)	40.5 (8.4)
11・8	147.9 (6.5)	40.9 (8.4)
11・9	148.4 (6.5)	41.3 (8.4)
11・10	148.8 (6.4)	41.7 (8.4)
11・11	149.2 (6.4)	42.1 (8.5)

暦年齢 [歳・月]	標準身長 [cm]	標準体重 [kg]
12・0	149.6 (6.3)	42.6 (8.5)
12・1	150.0 (6.2)	43.0 (8.5)
12・2	150.4 (6.2)	43.4 (8.5)
12・3	150.9 (6.1)	43.8 (8.5)
12・4	151.3 (6.1)	44.2 (8.6)
12・5	151.7 (6.0)	44.6 (8.6)
12・6	152.1 (5.9)	45.0 (8.6)
12・7	152.4 (5.9)	45.3 (8.6)
12・8	152.6 (5.8)	45.6 (8.5)
12・9	152.9 (5.8)	45.8 (8.5)
12・10	153.1 (5.8)	46.1 (8.5)
12・11	153.4 (5.7)	46.4 (8.4)
13・0	153.6 (5.7)	46.7 (8.4)
13・1	153.9 (5.6)	46.9 (8.4)
13・2	154.1 (5.6)	47.2 (8.4)
13・3	154.4 (5.5)	47.5 (8.3)
13・4	154.6 (5.5)	47.8 (8.3)
13・5	154.9 (5.4)	48.0 (8.3)
13・6	155.1 (5.4)	48.3 (8.2)
13・7	155.2 (5.4)	48.5 (8.2)
13・8	155.4 (5.4)	48.7 (8.2)
13・9	155.5 (5.4)	48.9 (8.2)
13・10	155.7 (5.4)	49.1 (8.1)
13・11	155.8 (5.4)	49.3 (8.1)
14・0	156.0 (5.4)	49.5 (8.1)
14・1	156.1 (5.3)	49.7 (8.1)
14・2	156.2 (5.3)	49.9 (8.0)
14・3	156.4 (5.3)	50.1 (8.0)
14・4	156.5 (5.3)	50.3 (8.0)
14・5	156.7 (5.3)	50.5 (8.0)
14・6	156.8 (5.3)	50.7 (8.0)
14・7	156.8 (5.3)	50.8 (8.0)
14・8	156.9 (5.3)	50.9 (8.0)
14・9	156.9 (5.3)	51.1 (8.0)
14・10	157.0 (5.3)	51.2 (8.1)
14・11	157.0 (5.3)	51.3 (8.1)

暦年齢 [歳・月]	標準身長 [cm]	標準体重 [kg]
15・0	157.1 (5.3)	51.4 (8.1)
15・1	157.1 (5.3)	51.5 (8.1)
15・2	157.1 (5.2)	51.6 (8.2)
15・3	157.2 (5.2)	51.8 (8.2)
15・4	157.2 (5.2)	51.9 (8.2)
15・5	157.3 (5.2)	52.0 (8.2)
15・6	157.3 (5.2)	52.1 (8.3)
15・7	157.3 (5.2)	52.2 (8.2)
15・8	157.4 (5.2)	52.3 (8.2)
15・9	157.4 (5.2)	52.3 (8.1)
15・10	157.4 (5.2)	52.4 (8.1)
15・11	157.5 (5.2)	52.5 (8.1)
16・0	157.5 (5.2)	52.6 (8.0)
16・1	157.5 (5.2)	52.6 (8.0)
16・2	157.6 (5.2)	52.7 (8.0)
16・3	157.6 (5.2)	52.8 (7.9)
16・4	157.6 (5.2)	52.9 (7.9)
16・5	157.7 (5.2)	52.9 (7.8)
16・6	157.7 (5.2)	53.0 (7.8)
16・7	157.7 (5.2)	53.0 (7.8)
16・8	157.8 (5.2)	53.0 (7.8)
16・9	157.8 (5.2)	53.0 (7.8)
16・10	157.8 (5.2)	53.0 (7.8)
16・11	157.9 (5.2)	53.0 (7.8)
17・0	157.9 (5.2)	53.1 (7.9)
17・1	157.9 (5.2)	53.1 (7.9)
17・2	158.0 (5.2)	53.1 (7.9)
17・3	158.0 (5.2)	53.1 (7.9)
17・4	158.0 (5.2)	53.1 (7.9)
17・5	158.1 (5.2)	53.1 (7.9)
17・6	158.1 (5.3)	53.1 (7.9)

参考にした二次資料

a) Niaudet P, et al. : Idiopathic Nephrotic Syndrome in Children : Clinical Aspects. in Pediatric Nephrology, Seventh Edition edited by Avner ED, et al., Berlin Heidelberg, Springer-Verlag, 2016, 839-882.

b) 飯島一誠：特発性ネフローゼ症候群．小児腎臓病学 改訂第2版．日本小児腎臓病学会編集，東京，診断と治療社，2017 : 218-225.

c) Kidney Disease : Improving Global Outcomes (KDIGO) : Chapter 3 : Steroid-sensitive nephrotic syndrome in children. Kidney Int Suppl 2012 ; 2 : 163-171.

d) Hahn D, et al. : Corticosteroid therapy for nephrotic syndrome in children. Cochrane Database Syst Rev 2015 ; (3) : CD001533.

e) Pravitsitthikul N, et al. : Non-corticosteroid immunosuppressive medications for steroid-sensitive nephrotic syndrome in children. Cochrane Database Syst Rev 2013 ; (10) : CD002290.

f) Hodson EM, et al. : Interventions for idiopathic steroid-resistant nephrotic syndrome in children. Cochrane Database Syst Rev 2016 ; 10 : CD003594.

文献

1) 厚生労働省雇用均等・児童家庭局母子保健課監修：乳幼児身体発育値．母子保健事業団，2002.

2) 文部科学省：平成12年度学校保健統計調査報告書．財務省印刷局，2001.

2 各 論

A. ステロイド感受性ネフローゼ症候群の治療

1 初発時の治療

小児特発性ネフローゼ症候群の多くを占める微小変化型の 90% 以上はステロイド(プレドニゾロン)に反応するステロイド感受性ネフローゼ症候群である．そのため，他の病型が疑われる場合以外は腎生検を行わず，プレドニゾロンで治療を開始することが一般的である．

CQ 1

clinical question

小児特発性ネフローゼ症候群の初発時治療において，プレドニゾロンは 8 週間治療(ISKDC 法)と 12 週間以上治療(長期漸減法)のどちらが推奨されるか

ステートメント

- 小児特発性ネフローゼ症候群の初発時治療は，8 週間治療(ISKDC 法)を選択することを推奨する．**推奨グレード 1B(一致率 100%)**

治療例

- **初発時 ISKDC 法 プレドニゾロンの治療例**

① 60 mg/m^2/日 または 2 mg/kg/日(最大 60 mg/日)分 1 ～ 3 連日 4 週間

② 40 mg/m^2/日 または 1.3 mg/kg/日(最大 40 mg/日)分 1 朝 隔日 4 週間

註：体表面積や体重は，身長からみた標準体重(p. 30 ～ 33「1 治療総論」『表 1-A』，『表 1-B』参照)を用いて計算する．

エビデンスの要約

小児特発性ネフローゼ症候群の初発時治療におけるプレドニゾロンの投与期間として，ISKDC 法と長期漸減法の優劣に関する議論が長らく続いていた．しかし，3 編の適切にデザインされたランダム化比較試験が報告され，コクランレビューが改訂された．3 か月以上にわたる長期漸減法は，2～3か月のISKDC法と比較して再発や頻回再発のリスクを減らすことはできないことが確認された．このため，初発時治療においてプレドニゾロンの投与期間を3か月以上に延長することに利点はないと結論された．

解 説

1960年代にISKDCが提唱した国際法（8週間のプレドニゾロン治療）は，減量後の投与法が3投4休から隔日投与法へ修正された形となり，標準法として国内外で広く用いられてきた[1,2]．しかし，このISKDC法では全体の約30%が頻回再発型やステロイド依存性となることから[3]，長期投与法が検討されてきた．2007年のコクランレビューでは，初発時治療として4週間の連日投与を含む長期漸減法（3～7か月投与）は，ISKDC法と比較して初発時治療後1～2年間の再発リスクを減らすと結論し，長期漸減法を推奨した[4]．これを受けて，2012年のKDIGOガイドラインでは，4～6週間の連日投与後，隔日投与として2～5か月間で漸減する方法を推奨した[a]．ただし，過去の臨床試験は被験者数が少なく，ステロイドによる副作用の評価が不十分であるなどの問題があり，適切にデザインされた十分な患者数のランダム化比較試験が望まれていた[4]．その後，2013年にオランダから[5]，2015年にインドとわが国から[6,7]，ISKDC法と長期漸減法のランダム化比較試験が報告され，2015年のコクランレビューの記述が大きく変更された[8]．

これら新たな3件のランダム化比較試験を加え，質の高い研究でメタ解析を行った結果，頻回再発のリスクという点でISKDC法と長期漸減法に優劣はないことが確認された．バイアスリスクの高い研究によって長期漸減法が過大評価されていたものと考えられ，初発時治療においてプレドニゾロンの投与期間を3か月以上に延長することに利点はないと結論された[8]．これを受けて，本ガイドライン2020では，小児特発性ネフローゼ症候群の初発時治療において，8週間治療（ISKDC法）を選択することを推奨することとした．コクランレビューの解析は8～12週間と12週間以上を比較検討したものであるから，厳密には8～12週間治療の推奨となるが，わが国で行われたランダム化比較試験にならい[7]，8週間治療の推奨とした．今後もエビデンスの集積が必要であり，同様のランダム化比較試験（PREDNOS study[8]など）の結果や，世界のガイドラインの動向にも注目したい．

2 再発時の治療

再発時のステロイド治療に関して新たなエビデンスの集積はなく，本ガイドライン2020においても前回のガイドライン2013を踏襲し，ISKDC法変法，もしくは長期漸減法を提案する．

治療例

● 再発時ISKDC法変法 プレドニゾロンの治療例

① 60 mg/m²/日 または2 mg/kg/日（最大60 mg/日）分1～3連日
　少なくとも尿蛋白消失確認後3日目まで，ただし4週間を超えない
② 60 mg/m²/日 または2 mg/kg/日（最大60 mg/日）分1朝 隔日2週間
③ 30 mg/m²/日 または1 mg/kg/日（最大30 mg/日）分1朝 隔日2週間
④ 15 mg/m²/日 または0.5 mg/kg/日（最大15 mg/日）分1朝 隔日2週間

註：②以下の減量法は主治医の裁量にゆだねられる部分が大きく，長期漸減法も適宜選択する．体表面積や体重は，身長からみた標準体重（p. 30～33「1 治療総論」『表1-A』，『表1-B』参照）を用いて計算する．

KDIGOガイドラインでは，非頻回再発型に対してISKDC法（プレドニゾロン60 mg/m^2/日を連日投与で尿蛋白陰性3日目まで＋40 mg/m^2/日を隔日投与で4週間）を，頻回再発型・ステロイド依存性に対して長期漸減法を提案している[a]．わが国では治療反応性による区別は行わず，上記のように隔日投与を6週間に延長したISKDC法変法や，さらに長期の隔日投与を行う長期漸減法が一般的であり，本ガイドライン2020でもこれらを提案することとした．

コクランレビューでは，スリランカの報告（会議録）が検討され，7か月間の隔日長期漸減法が2か月間のISKDC法よりも有効であるとしている[8]．これが唯一のランダム化比較試験であり，再発時の長期漸減法が妥当であることを評価するためには，さらなるランダム化比較試験が望まれている．

3 その他

ステロイドの減量方法は，「エビデンスに基づくネフローゼ症候群診療ガイドライン2017」では連日減量が一般的となっているが[b]，小児ではステロイドによる成長障害を避けるため隔日投与での減量を原則とする．ネフローゼ症候群患者の報告はないが，腎移植患者において，ステロイドを連日投与から隔日投与に変更したことで，成長障害が改善したと報告されている[9,10]．骨端線閉鎖が確認された患者（目安として男児17歳，女児15歳）では成長障害を懸念する必要がなくなるため，病勢の管理状況もしくは成人医療機関への移行を念頭に連日減量を考慮してよい．

ステロイド連日投与時，前回のガイドライン2013では分3としてきたが[c]，KDIGOガイドラインでは分1と記載されている[a]．再発時治療では分1と分3に効果の差はなく，むしろ分1ではステロイド副作用が少ないと報告されている[11]．一方，初発時治療での比較試験の報告はない．以上から本ガイドライン2020では連日投与を分1～3と表記した．隔日減量後はステロイドの副作用を最小限とするため，従来どおり分1が望ましい．

ステロイド投与量に関して，体表面積換算（mg/m^2）か，体重換算（mg/kg）か，という議論がある．この差による治療および予後への影響は，曝露量の多い体表面積換算のほうが再発抑制効果にすぐれるという報告もあれば[12]，ランダム化比較試験で再発率に差はないという報告も存在する[13]．2018年12月時点では優劣をつけ得る精度の高い臨床試験は行われていないため，本ガイドライン2020でも両方を併記した．

腸管浮腫が著しい場合，経口ステロイドの吸収不良が危惧されることから，「エビデンスに基づくネフローゼ症候群診療ガイドライン2017」では経静脈的投与を考慮してもよいとされている[b]．ただし，経口薬と静注薬を比較した研究はなく，有効性の差異については明らかでない．小児においても，腸管浮腫による嘔吐・腹痛により内服が困難な場合は，一時的に同量の静注ステロイドを使用してよいと考える．

2015年のコクランレビューに新たに記載された項目として，再発リスクの高い頻回再発型ネフローゼ症候群の患者を対象とした，感冒罹患時の再発予防のための少量ステロイド連日投与がある[8]．複数のランダム化比較試験が報告されており，寛解維持のためにプレドニゾロン0.1～0.75 mg/kg隔日内服を行っている頻回再発型・ステロイド依存性ネフローゼ症候群や[14-16]，プレドニゾロンを3か月間終了できている頻回再発型既往のある患者[17]が対象となっている．感冒罹患時にプレドニゾロン少量連日内服5～7日間に変更することで，再発リスクが有意に減少したと報告されている．今後のわが国の小児特発性ネフローゼ症候群診療においても検討してよい結果と考えられる．

最後に，日本小児難治性腎疾患治療研究会（Japanese Study Group of Renal Disease in Children：JSRDC）（http://jsrdc.org）での検討から，小児特発性ネフローゼ症候群の初発時治療において，治療開始後寛解まで9日以上要する場合と6か月以内の初回再発は，頻回再発型ネフローゼ症候群のリスク要因であることが示唆された[18]．この結果が正しいことを証明するためには，別の検証コホートが必要であり，今後の検討課題である．

参考にした二次資料

a）Kidney Disease : Improving Global Outcomes（KDIGO）Glomerulonephritis Work Group : Chapter 3 : Steroid-sensitive nephrotic syndrome in children. Kidney Int Suppl 2012 ; 2 : 163-171.

b）厚生労働科学研究費補助金難治性疾患等政策研究事業（難治性疾患政策研究事業）難治性腎疾患に関する調査研究班編集：エビデンスに基づくネフローゼ症候群診療ガイドライン 2017. 東京，東京医学社，2017.

c）日本小児腎臓病学会編集：小児特発性ネフローゼ症候群診療ガイドライン 2013. 東京，診断と治療社，2013.

文献

1）Arneil GC : The nephrotic syndrome. Pediatr Clin North Am 1971 ; 18 : 547-559.

2）Arbetsgemeinschaft für Pädiatrische Nephrologie : Alternate-day versus intermittent prednisone in frequently relapsing nephrotic syndrome. A report of "Arbetsgemeinschaft für Pädiatrische Nephrologie". Lancet 1979 ; 1 : 401-403.

3）Tarshish P, et al. : Prognostic significance of the early course of minimal change nephrotic syndrome : report of the International Study of Kidney Disease in Children. J Am Soc Nephrol 1997 ; 8 : 769-776.

4）Hodson EM, et al. : Corticosteroid therapy for nephrotic syndrome in children. Cochrane Database Syst Rev 2007 ;（4）: CD001533.

5）Teeninga N, et al. : Extending prednisolone treatment does not reduce relapses in childhood nephrotic syndrome. J Am Soc Nephrol 2013 ; 24 : 149-159.

6）Sinha A, et al. : Extending initial prednisolone treatment in a randomized control trial from 3 to 6 months did not significantly influence the course of illness in children with steroid-sensitive nephrotic syndrome. Kidney Int 2015 ; 87 : 217-224.

7）Yoshikawa N, et al. ; Japanese Study Group of Kidney Disease in Children : A multicenter randomized trial indicates initial prednisolone treatment for childhood nephrotic syndrome for two months is not inferior to six-month treatment. Kidney Int 2015 ; 87 : 225-232.

8）Hahn D, et al. : Corticosteroid therapy for nephrotic syndrome in children. Cochrane Database Syst Rev 2015 ;（3）: CD001533.

9）Broyer M, et al. : Growth rate in children receiving alternate-day corticosteroid treatment after kidney transplantation. J Pediatr 1992 ; 120 : 721-725.

10）Kaiser BA, et al. : Growth after conversion to alternate-day corticosteroids in children with renal transplants : a single-center study. Pediatr Nephrol 1994 ; 8 : 320-325.

11）Ekka BK, et al. : Single-versus divided-dose prednisolone therapy for relapses of nephrotic syndrome. Pediatr Nephrol 1997 ; 11 : 597-599.

12）Saadeh SA, et al. : Weight or body surface area dosing of steroids in nephrotic syndrome : is there an outcome difference? Pediatr Nephrol 2011 ; 26 : 2167-2171.

13）Raman V, et al. : Body weight-based prednisolone versus body surface area-based prednisolone regimen for induction of remission in children with nephrotic syndrome: a randomized, open-label, equivalence clinical trial. Pediatr Nephrol 2016 ; 31 : 595-604.

14）Mattoo TK, et al. : Increased maintenance corticosteroids during upper respiratory infection decrease the risk of relapse in nephrotic syndrome. Nephron 2000 ; 85 : 343-345.

15）Abeyagunawardena AS, et al. : Increasing the dose of prednisolone during viral infections reduces the risk of relapse in nephrotic syndrome : a randomised controlled trial. Arch Dis Child 2008 ; 93 : 226-228.

16）Gulati A, et al. : Daily corticosteroids reduce infection-associated relapses in frequently relapsing nephrotic syndrome : a randomized controlled trial. Clin J Am Soc Nephrol 2011 ; 6 : 63-69.

17）Abeyagunawardena AS, et al. : Short courses of daily prednisolone during upper respiratory tract infections reduce relapse frequency in childhood nephrotic syndrome. Pediatr Nephrol 2017 ; 32 : 1377-1382.

18）Nakanishi K, et al. ; Japanese Study Group of Renal Disease in Children : Two-year outcome of the ISKDC regimen and frequent-relapsing risk in children with idiopathic nephrotic syndrome. Clin J Am Soc Nephrol 2013 ; 8 : 756-762.

B. 頻回再発型・ステロイド依存性ネフローゼ症候群の治療

CQ 2 clinical question

小児頻回再発型・ステロイド依存性ネフローゼ症候群に対して免疫抑制薬は推奨されるか

ステートメント

- 小児頻回再発型・ステロイド依存性ネフローゼ症候群では，種々のステロイドの副作用が出現するため，免疫抑制薬の導入を推奨する．**推奨グレード 1B(一致率 94%)**
  1. シクロスポリンを投与することを推奨する．**推奨グレード 1B(一致率 100%)**
  2. シクロホスファミドを投与することを推奨する．**推奨グレード 1B(一致率 94%)**
  3. ミゾリビンを投与することを提案する(適応外使用)．**推奨グレード 2C(一致率 100%)**
  4. ミコフェノール酸モフェチルを投与することを提案する(適応外使用)．**推奨グレード 2C(一致率 100%)**
  5. タクロリムスを投与することを提案する(適応外使用)．**推奨グレード 2C(一致率 88%)**

治療例

1. シクロスポリンの治療例

参考：2.5 ～ 5 mg/kg/日 分 2 で開始．以下の血中濃度を目標として投与量を調整する．

トラフ値*1 管理の場合：80 ～ 100 ng/mL で 6 か月間，以後 60 ～ 80 ng/mL.
C2 値*2 管理の場合：600 ～ 700 ng/mL で 6 か月間，以後 450 ～ 550 ng/mL.

長期に投与する場合は，腎機能障害が認められない場合でも腎生検を行い，慢性腎毒性の有無を評価する(p. 7「3 腎生検」参照).

2. シクロホスファミドの治療例

参考：2 ～ 2.5 mg/kg/日(最大 100 mg)で 8 ～ 12 週間 分 1 で投与.

累積投与量が 300 mg/kg を超えてはならず，投与は 1 クールのみとする.

3. ミゾリビンの治療例（適応外使用）

参考：7～10 mg/kg/日 分 1（高用量）で投与. 以下の血中濃度を目標として投与量を調整する.
血中濃度ピーク値（C2 値*2 または C3 値*3）：3.0 μg/mL 以上.

4. ミコフェノール酸モフェチルの治療例（適応外使用）

参考：副作用により標準的な免疫抑制薬を使用できない場合に投与する.
1,000 ～ 1,200 mg/m²/日（または 24 ～ 36 mg/kg/日，最大 2 g/日）分 2.

5. タクロリムスの治療例（適応外使用）

参考：副作用により標準的な免疫抑制薬を使用できない場合に投与する.
0.1 mg/kg/日 分 2 で開始. 以下の血中濃度を目標として投与量を調整する.
トラフ値*1：5 ～ 7 ng/mL で 6 か月間，以後 3 ～ 5 ng/mL.

註 1：体重は身長からみた標準体重（p. 30 ～ 33「1 治療総論」『表 1-A』，『表 1-B』参照）で計算する（体表面積についても同様）.

註 2：上記の治療は小児腎臓病を専門とする医師と連携を行いながら治療を行うのが望ましい.
特に適応外使用する薬剤については小児腎臓病を専門とする医師のもとで投与されることが望ましい.

註 3：上記 1 ～ 5 の免疫抑制薬を導入する際は，ネフローゼ症候群の寛解後に投与を開始する.

＊1：投与前血中濃度.

＊2：投与 2 時間後の血中濃度.

＊3：投与 3 時間後の血中濃度.

エビデンスの要約

シクロホスファミドの小児頻回再発型ネフローゼ症候群に対する有効性はランダム化比較試験で報告されているが，効果は限定的であるという報告もある. シクロスポリンは，小児頻回再発型・ステロイド依存性ネフローゼ症候群を対象としたシクロホスファミドとの唯一のランダム化比較試験において，シクロホスファミドと同等の効果が示されている. ミゾリビンは，通常用量と偽薬とのランダム化比較試験で小児頻回再発型・ステロイド依存性ネフローゼ症候群に対する有効性が証明されなかったが，後方視的研究により高用量での有効性が示唆された. ミコフェノール酸モフェチルは，シクロスポリンとの小児頻回再発型・ステロイド依存性ネフローゼ症候群を対象としたランダム化比較試験で再発抑制効果はシクロスポリンに若干劣るが副作用は許容範囲であるという結果であった. タクロリムスは，ミコフェノール酸モフェチルと比較した小児頻回再発型・ステロイド依存性ネフローゼ症候群を対象とした非ランダム化比較試験と後方視的研究が存在し再発抑制効果はミコフェノール酸モフェチルと同等という結果であった.

解 説

1 総論

小児頻回再発型・ステロイド依存性ネフローゼ症候群では，成長障害，肥満，糖尿病，白内障，緑内障，高血圧，骨粗鬆症，大腿骨頭壊死など種々のステロイドの副作用が出現するため，免疫抑制薬の導入が推奨される. コクランレビューは，シクロホスファミド，クロラムブチル，シクロスポリン，レバミゾールの4剤が有意に有効であること，およびミコフェノール酸モフェチルは有効である可能性を認めつつも前述の4剤に比べてデータが限定的であると示している[1]．KDIGOガイドライン[2]ではこれらにタクロリムスを加えた6剤が推奨されている．一方，厚生労働科学研究の全国調査によれば，わが国で小児頻回再発型・ステロイド依存性ネフローゼ症候群の第一選択薬として使用されることの多い免疫抑制薬を頻度の順に列挙すると，シクロスポリン，ミゾリビン，シクロホスファミドとなり，特にシクロスポリンを第一選択薬としている施設が50%以上であった[3]．これら3剤のうちで有効性に関して強いエビデンスが確立されている薬剤は，シクロスポリンとシクロホスファミドである．コクランレビューではシクロスポリンとシクロホスファミドの有効性は同等としている[1]．ミゾリビンはエビデンスに乏しいが高用量での有効性(適応外使用)が示唆されている．また，わが国ではこちらも適応外使用であるが，標準的な免疫抑制薬で治療が困難な症例に対する選択肢として，ミコフェノール酸モフェチル，タクロリムスがあげられる．

なお，ネフローゼ症候群再発中は乏尿や高血圧を呈する危険があり，シクロスポリンによる急性腎毒性や可逆性後頭葉白質脳症(posterior reversible encephalopathy syndrome：PRES)，シクロホスファミドによる出血性膀胱炎などのリスクが高くなることが考えられるため，ステロイド治療により寛解してから新規免疫抑制薬を開始するのが安全である．

小児頻回再発型・ステロイド依存性ネフローゼ症候群に対する免疫抑制薬の投与は通常ステロイド併用下で行われているため，本項でもステロイド併用下を前提として，ステートメントを作成した．また，非投与群とのランダム化比較試験により有効性が報告されているのはシクロホスファミドのみだが，それぞれの薬剤の相互比較により有効性と推奨グレードを検討した．また，前述の使用頻度と推奨グレードを踏まえて，シクロスポリン，シクロホスファミド，ミゾリビン，ミコフェノール酸モフェチル，タクロリムスの順序で記述を行った．実際の薬剤選択に際しては，効果や副作用，患者の状況を考慮し，決定されるべきである．近年，リツキシマブに関するエビデンスの集積が顕著であるが，これについてはp. 49「2 各論」『C．難治性頻回再発型・ステロイド依存性ネフローゼ症候群の治療』，『CQ3』を参照されたい．

2 各論

1．シクロスポリン

シクロスポリンは，小児頻回再発型・ステロイド依存性ネフローゼ症候群に非常に有効な薬剤であり，ほとんどの患者でステロイドを減量中止することが可能である[4-10]．小児頻回再発型・ステロイド依存性ネフローゼ症候群患者に対するシクロスポリン6 mg/kg/日の9か月間投与群(以後3か月間で漸減中止)とシクロホスファミド2.5 mg/kg/日の8週間投与群のランダム化比較試験において，介入開始後9か月の時点での寛解維持率は両者で同等であった[11]．コクランレビューではシクロスポリンとシクロホスファミドの有効性は同等としている[1]．シクロホスファミドの小児頻回再発型ネフローゼ症候群に対する有効性がランダム化比較試験により証明されていることから類推して，シクロスポリンの推奨グレードは1Bとした．

シクロスポリンの投与量は，血中濃度をモニタリングして調節する．わが国で行われた，小児頻回再発型ネフローゼ症候群患者44名を対象としたサンディミュン®の多施設前向きランダム化比較試験では，投与量調節群(血中トラフ値80～100 ng/mLで6か月間，60～

80 ng/mL で 18 か月間）が，投与量固定群（2.5 mg/kg/日で 24 か月間）よりも寛解維持効果にすぐれている（50% vs. 15%，p=0.006）ことが示された[8]．その後，新たに開発されたマイクロエマルジョン製剤であるネオーラル®[12]について，小児頻回再発型ネフローゼ症候群患者 62 名を対象に上記のトラフ値による投与量の調節を行った多施設臨床試験が行われ，同様に有効で安全性が高いことが報告された（2 年間無再発率 58%，腎毒性 8.6%）[9]．

小児特発性ネフローゼ症候群患者におけるシクロスポリンの $AUC_{0\text{-}4}$（area under the concentration curve）は腎移植領域と同様に C2（投与後 2 時間血中濃度）と最も相関があることが報告されている[13,14]．こうした背景より，わが国で小児頻回再発型ネフローゼ症候群患者 93 名を対象とした，C2 高値調節群（C2 600 ～ 700 ng/mL で 6 か月間，C2 450 ～ 550 ng/mL で 18 か月間）と低値調節群（C2 450 ～ 550 ng/mL で 6 か月間，300 ～ 400 ng/mL で 18 か月間）の多施設前向きランダム化比較試験が行われた．その結果，24 か月時点の寛解維持割合には有意差を認めなかったが，試験期間中の頻回再発阻止率は C2 高値調節群が有意に高く，ネフローゼの再発は有意に少なかった．また，有害事象の発生率に差がないことが示された[15]．

●使用に際しての注意点

シクロスポリンの副作用で最も問題となるのは慢性腎毒性であり，2 年以上の継続でそのリスクが高くなる[16,17]．シクロスポリンによる慢性腎毒性の診断は，尿検査や血液検査のみでは不可能であるため，長期投与の際は適宜，腎生検を行い腎毒性の有無を評価するとともに[18]，可能な限り長期投与は避けるべきである（p. 7「**3 腎生検**」参照）．

一方で，多くの患者で投与中止後再発する（シクロスポリン依存性）ことが問題である[4-7,19]．シクロスポリン投与を 1 年間で中止している前述のシクロホスファミドとのランダム化比較試験においては，2 年間の寛解維持率はシクロホスファミドのほうが有意に良好であるという結果が得られている[11]．さらに，シクロスポリンの有効性が認められた患者において，経過中に感受性が低下して再発を繰り返すことや[20]，中止後の投与再開時に無効化していること[4]も報告されている．前述のネオーラル® についての多施設臨床試験[9]の終了後追跡研究によると，シクロスポリン投与終了後 2 年以内に 84.7% が再発し，59.2% が頻回再発型となることが示され，特にシクロスポリンの投与中に再発があった群は中止後の再発のリスクが高いことが示された[19]．加えて，本試験終了後 10 年時点の追跡研究の報告ではこれらの再発は思春期～成人期にかけても認められることが確認されている[21]．

多毛や歯肉腫脹などの美容的な副作用が高頻度に出現するのも特徴である[4-7,9,10]．また，感染症，高血圧や可逆性後頭葉白質脳症（PRES）を合併することもあり[4-10]，使用時は副作用についての十分な情報提供が必要である．内服のタイミングについては食後よりも食前内服（食事の 15 ～ 30 分前の内服）のほうが，吸収が良好であることが示唆されている．マクロライド系抗菌薬など代謝に影響を及ぼす薬剤が多いため，併用薬には十分な配慮が必要である．また，一部の柑橘類およびその加工食品は本薬剤の代謝を阻害して血中濃度を上昇させるため，摂取を避ける必要がある（p. 47「**付記 1 柑橘類摂取がカルシニューリン阻害薬血中濃度に与える影響**」参照）．

2. シクロホスファミド

シクロホスファミドが小児頻回再発型ネフローゼ症候群に有効なのは，古くよりランダム化比較試験で証明されており[22]，コクランレビューでもプレドニゾロン単独投与と比較して

6～12か月における再発のリスクを有意に減らす(RR 0.47, 95%CI 0.33-0.66; I^2=0%)ことが示されている[1]. 小児頻回再発型ネフローゼ症候群に対する3 mg/kg/日2週間投与群と8週投間与群のランダム化比較試験では, 8週間投与群のほうが有意に有効であることが示されている[23]. しかしながら, ステロイド依存性ネフローゼ症候群に対しては, 2 mg/kg/日の8週間投与(累積投与量112 mg/kg)よりも12週間投与(累積投与量168 mg/kg)のほうが有効であるとするドイツからの非ランダム化比較試験の報告[24]がある一方で, 2 mg/kg/日の8週間投与と12週間投与で差はなく, いずれも効果は限定的であるというわが国からのランダム化比較試験[25]がある. これらの報告を総じて推奨グレード1Bとした.

●使用に際しての注意点

副作用で重要なものとして性腺障害, 特に男児の無精子症があり, 特に思春期中(Tanner stage 2度以上, 男児では精巣容量3 mL以上に相当)や思春期以後の患者ではリスクが高い[26]. また, 男児で累積投与量が300 mg/kgを超えると無精子症のリスクが高くなることがメタアナリシスで報告されている. 成人男性では168 mg/kgが安全とする意見もあり, KDIGOガイドラインでは, 小児頻回再発型・ステロイド依存性ネフローゼ症候群に対するシクロホスファミドの投与方法は2 mg/kg 8～12週間(最大累積投与量168 mg/kg)と記載されている[2]. 本ガイドライン2020では, 累積投与量が300 mg/kgを超えてはならず, 投与は1クールのみとする. 女児の不妊症については, 男児に比べるとリスクは低いとされ, メタアナリシスによると200 mg/kg未満で安全[26], 思春期後で300 mg/kg以上で生ずる[27]などがある.

その他の頻度が高い副作用として, 骨髄抑制, 特に白血球減少症が32%に生ずるとの報告がある[26]. したがって, シクロホスファミドの治療中は, 1～2週間ごとの定期的な血液検査で白血球数をモニタリングし, 白血球減少症がみられた際は減量もしくは休薬が望ましい(例: WBC 4,000/μL以下の場合は減量, WBC 3,000/μLの場合は休薬). その他, 感染症, 脱毛, 出血性膀胱炎, 肝機能障害, 間質性肺炎, 抗利尿ホルモン不適合分泌症候群などが重要であり, 使用時には事前に患者・家族への十分な情報提供が必要である.

低年齢患者[28-32], ステロイド依存性の患者[25,26,30,33-35], 組織が巣状分節性糸球体硬化症の患者[36,37]では, シクロホスファミド治療の効果が乏しくなることが報告されている.

3. ミゾリビン

ミゾリビンはわが国で開発された代謝拮抗薬である. わが国での二重盲験プラセボ対照多施設ランダム化比較試験では, 小児頻回再発型・ステロイド依存性ネフローゼ症候群に対するミゾリビン4 mg/kg/日とプラセボの48週間の投与が比較され, ミゾリビン群とプラセボ群間で再発率に有意な差を認めなかった[38]. そのため, 小児頻回再発型・ステロイド依存性ネフローゼ症候群に対するミゾリビン療法はコクランレビューでも推奨されていない[1].

その後, 小児頻回再発型・ステロイド依存性ネフローゼ症候群に対するミゾリビンの高用量の研究が相次いで報告された[39-42]. 特に通常用量と高用量(7～10 mg/kg/日)を比較した後方視的コホート研究では, 高用量のほうが有効であり, 血中のピークのミゾリビン濃度が3.0 μg/mL以上の例で有意に再発回数が減少していることが示された[43]. 以上より, 7～10 mg/kg/日の高用量でのミゾリビン投与は有効である可能性が示唆されているが, エビデンスの高い報告は存在しないため, 推奨グレードを2Cとした.

●使用に際しての注意点

副作用として高尿酸血症に注意が必要だが，それ以外の副作用は比較的少ないのが本薬剤の利点である．なお，本薬剤は主として腎臓から排泄されるため，腎機能障害を有する際は減量が望ましい．また，ミゾリビンの適応症が「ステロイドのみでは治療困難なネフローゼ症候群(頻回再発型・ステロイド依存性を除く)」となっていること，および添付文書上成人の 1 日量が 150 mg/日であることに留意が必要である．

4. ミコフェノール酸モフェチル

ミコフェノール酸モフェチルは，ミゾリビンと作用機序が類似するプリン代謝拮抗薬で，臓器移植後の免疫抑制療法に使用されてきた．ミコフェノール酸モフェチルは小児頻回再発型・ステロイド依存性ネフローゼ症候群に対する 2 件のランダム化比較試験においてシクロスポリンと比べて寛解維持効果は低いが，副作用の忍容性が高い可能性[44,45)]が示されている．The Children's Nephrotic Syndrome Consensus Conference(CNSCC)(アメリカ)[46)]や KDIGO ガイドライン[2)]では，ミコフェノール酸モフェチル 1 年投与は，頻回再発型・ステロイド依存性ネフローゼ症候群に対する免疫抑制療法の一つとして記載されている．わが国では適応外使用であるが，副作用により標準的な免疫抑制薬を使用できない頻回再発型・ステロイド依存性ネフローゼ症候群患者に対する治療として検討してもよいと考えられる．適切なランダム化比較試験などによりその有効性と安全性が評価されることが必要であることから，本ガイドライン 2020 では推奨グレードを 2C とした．2018 年 12 月時点で，海外では，シクロホスファミドと比較したランダム化比較試験(ClinicalTrials. Gov NCT01092962)が完了しており，結果の報告が待たれる．

ミコフェノール酸モフェチルの用量は，先行研究では体表面積換算(1,200 mg/m^2/日)で設定したものが多い[45,47-52)]．本ガイドラインでは，CNSCC[46)]や KDIGO ガイドライン[2)]において推奨されている用法・用量を採用した．ミコフェノール酸モフェチルの吸収は個体差が大きいため，ミコフェノール酸の血中濃度をモニタリングすることが望ましい．投与前濃度が 2.0 μg/mL 未満の場合は再発する傾向が高いことが報告されている[45,51)]．

●使用に際しての注意点

ミコフェノール酸モフェチルの主な副作用は消化器症状と骨髄抑制である．催奇形性を有するため，思春期以降の女子には避妊の指導が必要である[53)]．また，投与中止後の再発リスクが高いことが問題である[54)]．CNSCC[46)]や KDIGO ガイドライン[2)]では 1 年以上投与することが推奨されているが，長期投与の有効性と安全性は明らかではない．

5. タクロリムス

タクロリムスはシクロスポリンと類似したカルシニューリン阻害薬であり，腎移植後の免疫抑制薬としてシクロスポリンをしのいで第一選択薬となっている．シクロスポリンと比較して多毛，歯肉肥厚といった美容的副作用が少ないことが長所であり，CNSCC[46)]や KDIGO ガイドライン[2)]において，シクロスポリン，ミコフェノール酸モフェチルと同じく，小児頻回再発型・ステロイド依存性ネフローゼ症候群に対する免疫抑制薬として位置づけられている．タクロリムスについては，シクロスポリンを含めた他の免疫抑制薬と比較したランダム化比較試験の報告はない．小児頻回再発型・ステロイド依存性ネフローゼ症候群患者 72 人を対象とした非ランダム化の前方視的調査ではタクロリムスとミコフェノール酸モフェチルの寛解維持に関する有効性は同程度であった[55]．また後方視的コホート研究の結果では，再発抑制効果においてタクロリムスはミコフェノール酸モフェチルよりも有効であるが，感染症，膵炎などの有害事象を呈したとの報告がある[56]．適切なランダム化比較試験などによりその有効性と安全性が評価されることが必要であることから，本ガイドライン2020では推奨グレードを2Cとした．わが国で実施された小児頻回再発型・ステロイド依存性ネフローゼ症候群患者を対象としたタクロリムスとシクロスポリンの多施設共同非盲検ランダム化比較試験(JSKDC06，UMIN試験ID：UMIN000004204)の結果が待たれる．

タクロリムスは血中濃度をモニタリングして投与量を調節する薬剤である．国内外において，タクロリムスは頻回再発型・ステロイド依存性ネフローゼ症候群に対しては適応外使用であり，安全かつ有効な用量・用法は確立していない．先行研究では，腎移植での臨床研究に基づいて血中トラフ値を5～10 ng/mLに調節しているものが多いが[55,57-61]，長期投与に関する有効性と安全性は明らかではない．そのため，本ガイドライン2020におけるタクロリムスの用法・用量は，KDIGOガイドライン[2]および前述のJSKDC06のプロトコルと同様に設定した．

●使用に際しての注意点

タクロリムスの副作用に関しては，糖尿病の発症が重要であり，糖尿病の家族歴がある患者や耐糖能障害の危険因子(肥満など)のある患者[57]に使用する際は，特に注意を要する．前述の通り，感染症，膵炎の報告もある[56]．またシクロスポリンと同様に腎間質線維化も報告されており，可能な限り長期投与は避けるべきである．腎間質線維化についてはタクロリムスの高いトラフ値との間に有意な相関があったとする報告もある[61]．シクロスポリンと同様にマクロライド系抗菌薬など代謝に影響を及ぼす薬剤が多いため，併用薬には十分な配慮が必要である．また，一部の柑橘類およびその加工食品は本薬剤の代謝を阻害して血中濃度を上昇させるため，摂取を避ける必要がある(p. 47「付記1 柑橘類摂取がカルシニューリン阻害薬血中濃度に与える影響」参照)．

文献

1) Pravitsitthikul N, et al. : Non-corticosteroid immunosuppressive medications for steroid-sensitive nephrotic syndrome in children. Cochrane Database Syst Rev 2013 ; (10) : CD002290.

2) Kidney Disease : Improving Global Outcomes (KDIGO) : Chapter 3 : Steroid-sensitive nephrotic syndrome in children. Kidney Int Suppl 2012 ; 2 : 163-171.

3) 濱田陸：小児特発性ネフローゼ症候群の全国医療水準の向上のための診療ガイドラインの改定．石倉健司ほか：厚生労働科学研究費補助金(難治性疾患等政策研究事業(難治性疾患政策研究事業))小児腎領域の希少・難治性疾患群の診療・研究体制の確立 平成29年度 総括・分担研究報告書；厚生労働科学研究成果データベース．

4) Niaudet P, et al. : Treatment of idiopathic nephrotic syndrome with cyclosporin A in children. Clin Nephrol 1991 ; 35 Suppl 1 : S31-36.

5) El-Husseini A, et al. : Long-term effects of cyclosporine in children with idiopathic nephrotic syndrome : a single-centre experience. Nephrol Dial Transplant 2005 ; 20 : 2433-2438.

6) Kitano Y, et al. : Ciclosporin treatment in children with steroid-dependent nephrotic syndrome. Pediatr Nephrol 1990 ; 4 : 474-477.

7) Tanaka R, et al. : Long-term ciclosporin treatment in children with steroid-dependent nephrotic syndrome. Pediatr Nephrol 1993 ; 7 : 249-252.

8) Ishikura K, et al. : Effective and safe treatment with cyclosporine in nephrotic children : a prospective, randomized multicenter trial. Kidney Int 2008 ; 73 : 1167-1173.

9) Ishikura K, et al. ; for Japanese Study Group of Renal Disease in Children : Treatment with microemulsified cyclosporine in children with frequently relapsing nephrotic syndrome. Nephrol Dial Transplant 2010 ; 25 : 3956-3962.

10) Inoue Y, et al. : Two-year cyclosporin treatment in children with steroid-dependent nephrotic syndrome. Pediatr Nephrol 1999 ; 13 : 33-38.

11) Ponticelli C, et al. : Cyclosporin versus cyclophosphamide for patients with steroid-dependent and frequently relapsing idiopathic nephrotic syndrome

: a multicentre randomized controlled trial. Nephrol Dial Transplant 1993 ; 8 : 1326-1332.

12) Niaudet P, et al. : A pharmacokinetic study of Neoral in childhood steroid-dependent nephrotic syndrome. Pediatr Nephrol 2001 ; 16 : 154-155.

13) David-Neto E, et al. : Sampling strategy to calculate the cyclosporin-A area under the time-concentration curve. Am J Transplant 2002 ; 2 : 546-550.

14) Filler G : How should microemulsified Cyclosporine A (Neoral) therapy in patients with nephrotic syndrome be monitored? Nephrol Dial Transplant 2005 ; 20 : 1032-1034.

15) Iijima K, et al. ; Japanese Study Group of Kidney Disease in Children : Cyclosporine C2 monitoring for the treatment of frequently relapsing nephrotic syndrome in children : a multicenter randomized phase II trial. Clin J Am Soc Nephrol 2014 ; 9 : 271-278.

16) Iijima K, et al. : Risk factors for cyclosporine-induced tubulointerstitial lesions in children with minimal change nephrotic syndrome. Kidney Int 2002 ; 61 : 1801-1805.

17) Fujinaga S, et al. : Independent risk factors for chronic cyclosporine induced nephropathy in children with nephrotic syndrome. Arch Dis Child 2006 ; 91 : 666-670.

18) Hamasaki Y, et al. : Nephrotoxicity in children with frequently relapsing nephrotic syndrome receiving long-term cyclosporine treatment. Pediatr Nephrol 2017 ; 32 : 1383-1390.

19) Ishikura K, et al. ; Japanese Study Group of Renal Disease in Children : Two-year follow-up of a prospective clinical trial of cyclosporine for frequently relapsing nephrotic syndrome in children. Clin J Am Soc Nephrol 2012 ; 7 : 1576-1583.

20) Kemper MJ, et al. : Recurrence of severe steroid dependency in cyclosporin A-treated childhood idiopathic nephrotic syndrome. Nephrol Dial Transplant 2004 ; 19 : 1136-1141.

21) Ishikura K, et al. ; Japanese Study Group of Renal Disease in Children : Morbidity in children with frequently relapsing nephrosis : 10-year follow-up of a randomized controlled trial. Pediatr Nephrol 2015 ; 30 : 459-468.

22) International study of Kidney Disease in Children : Prospective, controlled trial of cyclophosphamide therapy in children with nephrotic syndrome. Report of the International study of Kidney Disease in Children. Lancet 1974 ; 2 : 423-427.

23) Barratt TM, et al. : Comparative trial of 2 weeks and 8 weeks cyclophosphamide in steroid-sensitive relapsing nephrotic syndrome of childhood. Arch Dis Child 1973 ; 48 : 286-290.

24) Arbeitsgemeinschaft für Pädiatrische Nephrologie : Cyclophosphamide treatment of steroid dependent nephrotic syndrome : comparison of eight week with 12 week course. Report of Arbeitsgemeinschaft für Pädiatrische Nephrologie. Arch Dis Child 1987 ; 62 : 1102-1106.

25) Ueda N, et al. : Eight and 12 week courses of cyclophosphamide in nephrotic syndrome. Arch Dis Child 1990 ; 65 : 1147-1150.

26) Latta K, et al. : A meta-analysis of cytotoxic treatment for frequently relapsing nephrotic syndrome in children. Pediatr Nephrol 2001 ; 16 : 271-282.

27) Rivkees SA, et al. : The relationship of gonadal activity and chemotherapy-induced gonadal damage. JAMA 1988 ; 259 : 2123-2125.

28) Kyrieleis HA, et al. : Long-term outcome after cyclophosphamide treatment in children with steroid-dependent and frequently relapsing minimal change nephrotic syndrome. Am J Kidney Dis 2007 ; 49 : 592-597.

29) Cammas B, et al. : Long-term effects of cyclophosphamide therapy in steroid-dependent or frequently relapsing idiopathic nephrotic syndrome. Nephrol Dial Transplant 2011 ; 26 : 178-184.

30) Vester U, et al. : Cyclophosphamide in steroid-sensitive nephrotic syndrome : outcome and outlook. Pediatr Nephrol 2003 ; 18 : 661-664.

31) Azib S, et al. : Cyclophosphamide in steroid-dependent nephrotic syndrome. Pediatr Nephrol 2011 ; 26 : 927-932.

32) Srivastava RN, et al. : Cyclophosphamide therapy in frequently relapsing nephrotic syndrome with and without steroid dependence. Int J Pediatr Nephrol 1985 ; 6 : 245-250.

33) Zagury A, et al. : Long-term follow-up after cyclophosphamide therapy in steroid-dependent nephrotic syndrome. Pediatr Nephrol 2011 ; 26 : 915-920.

34) Arbeitsgemeinschaft für Pädiatrische Nephrologie : Effect of cytotoxic drugs in frequently relapsing nephrotic syndrome with and without steroid dependence. N Engl J Med 1982 ; 306 : 451-454.

35) Kemper MJ, et al. : Unfavorable response to cyclophosphamide in steroid-dependent nephrotic syndrome. Pediatr Nephrol 2000 ; 14 : 772-775.

36) Siegel NJ, et al. : Steroid-dependent nephrotic syndrome in children : histopathology and relapses after cyclophosphamide treatment. Kidney Int 1981 ; 19 : 454-459.

37) Tejani A, et al. : Efficacy of cyclophosphamide in steroid-sensitive childhood nephrotic syndrome with different morphological lesions. Nephron 1985 ; 41 : 170-173.

38) Yoshioka K, et al. : A multicenter trial of mizoribine compared with placebo in children with frequently relapsing nephrotic syndrome. Kidney Int 2000 ; 58 : 317-324.

39) Kawasaki Y, et al. : Oral mizoribine pulse therapy for patients with steroid-resistant and frequently relapsing steroid-dependent nephrotic syndrome. Nephrol Dial Transplant 2005 ; 20 : 2243-2247.

40) Fujieda M, et al. : Effect of oral mizoribine pulse therapy for frequently relapsing steroid-dependent nephrotic syndrome. Clin Nephrol 2008 ; 69 : 179-184.

41) Ohtomo Y, et al. : High-dose mizoribine therapy for childhood-onset frequently relapsing steroid-dependent nephrotic syndrome with cyclosporin nephrotoxicity. Pediatr Nephrol 2005 ; 20 : 1744-1749.

42) Fujinaga S, et al. : Single daily high-dose mizoribine therapy for children with steroid-dependent nephrotic syndrome prior to cyclosporine administration. Pediatr Nephrol 2011 ; 26 : 479-483.

43) 後藤美和ほか：小児頻回再発型ネフローゼ症候群に対するミゾリビン高用量治療の再発抑制効果と安全性．日腎会誌 2006 ; 48 : 365-370.

44) Gellermann J, et al. ; Gesellschaft für Pädiatrische Nephrologie (GPN) : Mycophenolate mofetil versus cyclosporin A in children with frequently relapsing nephrotic syndrome. J Am Soc Nephrol 2013 ; 24 : 1689-1697.

45) Dorresteijn EM, et al. : Mycophenolate mofetil versus cyclosporine for remission maintenance in nephrotic syndrome. Pediatr Nephrol 2008 ; 23 : 2013-2020.

46) Gipson DS, et al. : Management of childhood onset nephrotic syndrome. Pediatrics 2009 ; 124 : 747-757.

47) Novak I, et al. : Efficacy of mycophenolate mofetil in pediatric patients with steroid-dependent nephrotic syndrome. Pediatr Nephrol 2005 ; 20 : 1265-1268.

48) Hogg RJ, et al. : Mycophenolate mofetil in children with frequently relapsing nephrotic syndrome : a report from the Southwest Pediatric Nephrology Study Group. Clin J Am Soc Nephrol 2006 ; 1 : 1173-1178.

49) Barletta GM, et al. : Use of mycophenolate mofetil in steroid-dependent and -resistant nephrotic syndrome. Pediatr Nephrol 2003 ; 18 : 833-837.

50) Ulinski T, et al. : Switch from cyclosporine A to mycophenolate mofetil in nephrotic children. Pediatr Nephrol 2005 ; 20 : 482-485.

51) Mendizábal S, et al. : Mycophenolate mofetil in steroid/cyclosporine-dependent/resistant nephrotic syndrome. Pediatr Nephrol 2005 ; 20 : 914-919.

52) Baudouin V, et al. : Mycophenolate mofetil for steroid-dependent nephrotic syndrome : a phase II Bayesian trial. Pediatr Nephrol 2012 ; 27 : 389-396.

53) Perez-Aytes A, et al. : In utero exposure to mycophenolate mofetil : a characteristic phenotype? Am J Med Genet A 2008 ; 146A : 1-7.

54) Dehoux L, et al. : Mycophenolate mofetil in steroid-dependent idiopathic nephrotic syndrome. Pediatr Nephrol 2016 ; 31 : 2095-2101.

55) Wang J, et al. : Evaluation of mycophenolate mofetil or tacrolimus in children with steroid sensitive but frequently relapsing or steroid-dependent nephrotic syndrome. Nephrology (Carlton) 2016 ; 21 : 21-27.

56) Basu B, et al. : Long-term efficacy and safety of common steroid-sparing agents in idiopathic nephrotic children. Clin Exp Nephrol 2017 ; 21 : 143-151.

57) Dittrich K, et al. : Transient insulin-dependent diabetes mellitus in children with steroid-dependent idiopathic nephrotic syndrome during tacrolimus treatment. Pediatr Nephrol 2006 ; 21 : 958-961.

58) Sinha MD, et al. : Treatment of severe steroid-dependent nephrotic syndrome (SDNS) in children with tacrolimus. Nephrol Dial Transplant 2006 ; 21 : 1848-1854.

59) Sinha A, et al. : Short-term efficacy of rituximab versus tacrolimus in steroid-dependent nephrotic syndrome. Pediatr Nephrol 2012 ; 27 : 235-241.

60) Dötsch J, et al. : Is tacrolimus for childhood steroid-dependent nephrotic syndrome better than ciclosporin A? Nephrol Dial Transplant 2006 ; 21 : 1761-1763.

61) Morgan C, et al. : Renal interstitial fibrosis in children treated with FK506 for nephrotic syndrome. Nephrol Dial Transplant 2011 ; 26 : 2860-2865.

付記 1 柑橘類摂取がカルシニューリン阻害薬血中濃度に与える影響

グレープフルーツに代表される一部の柑橘類の摂取は，カルシニューリン阻害薬の血中濃度を上昇させ得る．これは柑橘類に含まれるベルガモチンや，6',7'-ジヒドロキシベルガモチンなどのフラノクマリン類による小腸上皮に存在する薬物代謝酵素 CYP3A4 の阻害作用などが原因とされる[1]．こうした影響は柑橘類の摂取後 3 ～ 7 日間程度持続するとの報告もある[2]．

エビデンスは不十分であるが，**表 1** にカルシニューリン阻害薬内服中の柑橘類摂取の可否の目安を示す．ブンタンの摂取がタクロリムスの血中濃度を上昇させたとの既報が存在するため[3]，果汁または果皮にブンタン相応以上のフラノクマリン類を含有する柑橘類は摂取を避けることが望ましい．また，**表 1** の通りほとんどの柑橘類では果実よりも果皮にフラノクマリン類が多く含まれるため[4]，果皮の摂取に気をつける．

なお，一部の果汁ジュースなどの加工食品は，複数種の柑橘類を含む製品や，柑橘類の果皮を含む製品があるので，摂取前に製法や原材料を確認することが望ましい．

註：柑橘類摂取に関するその他の注意点は以下の通りである．

- 同じ品種の果実でも産地などの違いによりフラノクマリン類含有量の個体差がある．
- 柑橘類摂取が及ぼす影響は個人差がある．

表1 カルシニューリン阻害薬内服中の柑橘類摂取の可否の目安

摂取の可否	品種	フラノクマリン類含有量			
		果汁中		果皮	
		DHB (μg/mL)	BG (μg/mL)	DHB (μg/g)	BG (μg/g)
摂取不可	ライム	13.209	24.132	5.552	1,749.148
	ダイダイ	8.078	0.072	36.423	161.945
	グレープフルーツジュース	7.54	13.61	-	-
	グレープフルーツ(ルビー)	3.156	0.716	93.766	110.351
	グレープフルーツ(ホワイト)	2.71	0.658	85.266	78.803
	ハッサク	1.565	0.16	11.148	60.652
	シラヌヒ(デコポン)†	1.536	0	0	0
	ブンタン	1.324	0.134	68.184	36.676
	スウィーティー	1.204	0.03	173.321	203.439
少量ならば摂取可	ポンカン	0.162	0	0	0
	レモン‡	0.128	0	0	274.142
	日向夏	0.04	0	0	5.994
摂取可	スダチ	0	0	3.772	15.978
	温州ミカン	0	0	0	0
	ユズ	0	0	10.351	3.774
	オレンジ	0	0	0	0

DHB：6',7'-ジヒドロキシベルガモチン，BG：ベルガモチン
†：果汁，果皮ともにフラノクマリン類の含有量が少ないとするデータ[5)]や，摂取可とする資料も存在する[6)]．なお，一定の品質基準を満たすシラヌヒが「デコポン」の商標で出荷される．
‡：果皮は比較的高いフラノクマリン類を含有しているので摂取を避ける．

（Masuda M, et al. : Screening of furanocoumarin derivatives as cytochrome P450 3A4 inhibitors in citrus. J Clin Pharm Ther 2018 ; 43 : 15-20. のフラノクマリン類含有量に基づいて理論上の目安を作成）

付記文献

1）Fukuda K, et al. : Amounts and variation in grapefruit juice of the main components causing grapefruit-drug interaction. J Chromatogr B Biomed Sci Appl 2000 ; 741 : 195-203.

2）Lilja JJ, et al. : Duration of effect of grapefruit juice on the pharmacokinetics of the CYP3A4 substrate simvastatin. Clin Pharmacol Ther 2000 ; 68 : 384-390.

3）Egashira K, et al. : Pomelo-induced increase in the blood level of tacrolimus in a renal transplant patient. Transplantation 2003 ; 75 : 1057.

4）Masuda M, et al. : Screening of furanocoumarin derivatives as cytochrome P450 3A4 inhibitors in citrus. J Clin Pharm Ther 2018 ; 43 : 15-20.

5）齋田哲也ほか：酵素免疫測定法による食物・生薬中のフラノクマリン類含量のスクリーニング．医療薬 2006；32：693-699.

6）国立成育医療研究センター 臓器移植センター：こどもの肝移植ハンドブック 2015 年版．（2019.12.30 にアクセス）（https://www.ncchd.go.jp/hospital/about/section/special/img/handbook2015.pdf）

C. 難治性頻回再発型・ステロイド依存性ネフローゼ症候群の治療

CQ 3 clinical question

小児期発症難治性頻回再発型・ステロイド依存性ネフローゼ症候群に対しリツキシマブ治療は推奨されるか

ステートメント

● 小児期発症難治性頻回再発型・ステロイド依存性ネフローゼ症候群に対して，リツキシマブを寛解維持のために投与することを提案する． **推奨グレード 2B(一致率 82%)**

治療例

リツキシマブの投与法は，寛解期にリツキシマブとして 375 mg/m^2/回を 1 週間間隔で計 1 ～ 4 回点滴静注する．ただし，1 回あたりの最大投与量は 500 mg までとする．

エビデンスの要約

小児期に特発性ネフローゼ症候群を発症しステロイド感受性を示すものの，既存治療(ステロイド，免疫抑制薬など)では寛解が維持できず頻回再発型あるいはステロイド依存性を呈する難治性のネフローゼ症候群に対して，寛解維持目的にリツキシマブを投与する．副作用には急性期・遠隔期ともに注意が必要であり，適応は慎重に判断し十分な知識・経験を持つ医師のもとで行う．後療法については確立した治療法はない．

解 説

リツキシマブは B 細胞表面に発現する分化抗原 CD20 に対するモノクローナル抗体である．わが国で実施されたプラセボ対照ランダム化比較試験[1)]をはじめ，いくつかのコホート研究[2-8)]や他のランダム化比較試験[9,10)]により，小児期発症難治性頻回再発型・ステロイド依存性ネフローゼ症候群に対する有効性が示唆されている．難治性頻回再発型・ステロイド依存性ネフローゼ症候群に対する寛解維持目的の使用を提案するが，使用にあたり留意すべき点が多いため，十分な知識・経験を持つ医師のもとで行うよう添付文書で警告がなされている．実際には小児腎臓病を専門とする医師による治療が望ましい．

わが国で実施された医師主導治験[1)]の結果，難治性頻回再発型・ステロイド依存性ネフローゼ症候群に対するリツキシマブの適応が世界で初めて承認された．有効性の主要評価項目である無再発期間の中央値は，プラセボ群(24 例，登録時平均年齢 13.6 歳，平均罹病期間 8.0 年)に比べてリツキシマブ群(24 例，同 11.5 歳，7.9 年)で有意に長かった〔リツキシマブ群 267.0 日，プラセボ群 101.0 日，ハザード比(HR)0.27，95%CI 0.14-0.53，$p < 0.0001$〕．treatment failure となるまでの期間はリツキシマブ群で有意に長く(HR 0.27，95%CI 0.14-0.53，p=0.0005)，頻回再発型・ステロイド依存性に至るまでの期間についてもリツキシマブ群で有意な延長が認められた(HR 0.17，95%CI 0.06-0.46，p=0.0001)．リツキシマブ群の再発率

はプラセボ群に比べて有意に低く(HR 0.37，95%CI 0.23-0.59，$p < 0.0001$)，リツキシマブ群の平均ステロイド投与量は 9.12 mg/m^2/日とプラセボ群の 20.85 mg/m^2/日に比べて有意に少ないことが判明した($p < 0.0001$)．有害事象の発現頻度に両群間で有意差はなかった．以上の結果からリツキシマブは小児期発症難治性頻回再発型・ステロイド依存性ネフローゼ症候群に対して有効かつ安全であると結論づけられた．海外ではシクロスポリン依存性の難治性頻回再発型・ステロイド依存性ネフローゼ症候群患者(2 ～ 18 歳)を対象としたプラセボ対照ランダム化比較試験(ClinicalTrials.gov NCT01268033)と，ステロイド依存性ネフローゼ症候群(3 ～ 16 歳)を対象としたリツキシマブとタクロリムスの有効性と安全性を比較するランダム化比較試験(ClinicalTrials.gov NCT 02438982)が行われており，患者登録は終了しているが試験結果は公表されていない．難治性頻回再発型・ステロイド依存性ネフローゼ症候群患者(ステロイドとカルシニューリン阻害薬依存性)54 人を対象とした，リツキシマブ(375 mg/m^2/回を 1 ～ 2 回投与)の標準治療(ステロイド＋カルシニューリン阻害薬)対照非盲検ランダム化比較試験[9]では，3 か月時再発率はリツキシマブ群(18.5%)が標準治療群(48%)よりも有意に低く($p=0.029$)，3 か月時点のステロイドとカルシニューリン阻害薬の中止率は，リツキシマブ群(62.95%)が標準治療群(3.7%)よりも有意に高い($p < 0.001$)ことが示されている．

添付文書によるとリツキシマブの投与は，リツキシマブとして 375 mg/m^2/回を 1 週間間隔で計 4 回点滴静注する．ただし投与回数と効果・安全性を比較した質の高い研究は存在せず，先行研究では 375 mg/m^2/回で 1 ～ 4 回(1 週間間隔)の範囲で投与されている[1-13]ことから，本ガイドライン 2020 では 1 ～ 4 回の投与と記載した．リツキシマブ 1 ～ 4 回投与を受けた患者 37 人の長期予後を検討した観察研究では，初回投与後 12 か月時点の無再発期間は，初回投与回数 1 ～ 2 回の患者群は，3 ～ 4 回の患者群と比較して有意に短かった($p < 0.05$)[11]．2 年以上の寛解と初回投与回数との関連はなかったと報告されているが，この研究では 37 人中 19 人がリツキシマブの反復投与を受け，2 年以上追跡できた 29 人中 20 人(69%)が 2 年間寛解を維持し，29 人中 14 人(48%)が免疫抑制薬を中止できた[11]．

リツキシマブの特徴的な副作用は，点滴静注投与開始後 24 時間以内に発現する infusion reaction(症状：発熱，嘔吐，悪寒，悪心，頭痛，疼痛，そう痒，発疹，気管れん縮，咳，虚脱感，血管浮腫など)であり，難治性頻回再発型・ステロイド依存性ネフローゼ症候群患者においても infusion reaction が発現することが報告されている[1,6-12]．infusion reaction 予防のために解熱鎮痛薬，抗ヒスタミン薬およびステロイドによる前処置を行うよう添付文書に記されている[6,9,12]．リツキシマブの副作用の一つである好中球減少症や無顆粒球症は，投与直後だけでなく遅発性に発現することが知られている．リツキシマブを投与した小児期発症難治性ネフローゼ症候群患者 114 人(213 回投与)中 11 人が，リツキシマブ投与の 54 ～ 161 日後(中央値 66 日)に無顆粒球症を発症し，このうち 9 人が感染症治療を受けたと報告されている[13]．リツキシマブ投与後は CD19 を含む血液検査を定期的に行い，患者の状態を十分観察することが必要である．また，末梢血 B 細胞数が枯渇・減少することで，細菌やウイルスによる感染症が発現する可能性があり，小児では特に注意すべきである．わが国において難治性ステロイド抵抗性ネフローゼ症候群患者が，リツキシマブ投与後に非典型的ニューモシスチス肺炎を発症したことが報告されている[14]．末梢血 B 細胞枯渇期間中にニューモシスチス感染予防目的で，ST 合剤を予防投与することも試みられている[6,11,12]が，その必要性については意見が分かれている．他の有害事象として低ガンマグロブリン血症があげられる．リツキシマブ投与前にはIgG値や末梢血リンパ球サブセットを確認し，無症候性免疫不全の状態におちいっていないかどうか確認することが望まれる．また投与後は定期的にIgG値をあわせて確認し，必要に応じてグロブリン補充などを行う．

リツキシマブの重大な副作用(死亡を含む)として，進行性多巣性白質脳症[a]，B型肝炎のキャリア再活性化に伴う劇症肝炎[15]が知られている．進行性多巣性白質脳症を発現した全身性エリテマトーデス患者は，免疫抑制薬との併用で免疫機能が著しく低下しており，B細胞が長期に枯渇することによる危険性が示唆される．これを受け，FDAはリツキシマブの適応外使用を厳しく警告している[a]．B型肝炎のキャリア再活性化に伴う劇症肝炎を発症した悪性リンパ腫患者では死亡例もあり，B型肝炎ウイルス抗体，肝機能を検査したうえで，リツキシマブを投与すべきである[15]．難治性頻回再発型・ステロイド依存性ネフローゼ症候群患者でも，肺線維症(死亡)[16]，免疫性潰瘍性大腸炎[17]，劇症型ウイルス性心筋炎[18]などの重篤な有害事象が報告されているため，適応は慎重に判断し，長期的な副作用についても注意が必要である．

リツキシマブ投与後の標準治療についてはいまだ確立されたものはない．リツキシマブを1週間間隔で計4回投与した難治性頻回再発型・ステロイド依存性ネフローゼ症候群患者51人の長期成績(観察期間の中央値59か月)は，48人(94%)が再発，50%無再発期間は261日であった．3人は観察期間中に再発しなかった[19]．難治性ステロイド依存性ネフローゼ症候群患者30人を対象に，リツキシマブ1～4回投与後にリツキシマブを反復投与し，15か月間CD19を枯渇させて予後を評価した観察研究では，約2/3の患者が免疫抑制薬の経口投与なしでCD19回復後も長期に寛解を維持できたこと，CD19枯渇期間中はニューモシスチス感染症予防目的でコトリマゾール(20 mg/kg 週3回，適応外使用)を投与し，重篤な有害事象は発現しなかったことが報告されている[12]．ただし，前述のような重篤な有害事象例を考慮すると，リツキシマブの反復投与の是非についてはさらなる慎重な検討を要する．

リツキシマブの後療法としてミコフェノール酸モフェチルを投与し，リツキシマブの総投与回数の減少と無再発期間の延長を目指したパイロット研究[20]によると，リツキシマブ1回投与＋ミコフェノール酸モフェチル併用群はリツキシマブ1回投与(ミコフェノール酸モフェチルなし)群よりリツキシマブ投与後の平均再発回数が有意に少なかった．重篤な有害事象も認められず，ミコフェノール酸モフェチルはリツキシマブの後療法として有用であると考えられた．このパイロット研究をもとに，わが国で小児を対象とした難治性頻回再発型・ステロイド依存性ネフローゼ症候群に対するリツキシマブ治療後の寛解維持療法としてのミコフェノール酸モフェチルの有効性と安全性を評価するための多施設共同二重盲検プラセボ対照ランダム化比較試験が行われており，その結果が待たれる(JSKDC07, UMIN試験ID：UMIN000014347，jRCT臨床研究実施計画番号：jRCTs051180081)．後療法の免疫抑制薬については，シクロスポリンとミコフェノール酸モフェチルを比較した少数例の前向き非ランダム化試験[21]があるが，今のところその優劣を論じるだけの根拠に乏しい．

参考にした二次資料

a）U.S. FOOD & DRUG ADMINISTRATION : Rituximab（marketed as Rituxan）Information.（2019.6.19 にアクセス）（https://www.fda.gov/drugs/postmarket-drug-safety-information-patients-and-providers/rituximab-marketed-rituxan-information）

文献

1）Iijima K et al. ; Rituximab for Childhood-onset Refractory Nephrotic Syndrome（RCRNS）Study Group : Rituximab for childhood-onset, complicated, frequently relapsing nephrotic syndrome or steroid-dependent nephrotic syndrome: a multicentre, double-blind, randomised, placebo-controlled trial. Lancet 2014 ; 384 : 1273-1281.

2）Guigonis V, et al. : Rituximab treatment for severe steroid- or cyclosporine-dependent nephrotic syndrome : a multicentric series of 22 cases. Pediatr Nephrol 2008 ; 23 : 1269-1279.

3）Kamei K, et al. : Single dose of rituximab for refractory steroid-dependent nephrotic syndrome in children. Pediatr Nephrol 2009 ; 24 : 1321-1328.

4）Prytuła A, et al. : Rituximab in refractory nephrotic syndrome. Pediatr Nephrol 2010 ; 25 : 461-468.

5）Sellier-Leclerc AL, et al. : Rituximab efficiency in children with steroid-dependent nephrotic syndrome. Pediatr Nephrol 2010 ; 25 : 1109-1115.

6）Gulati A, et al. : Efficacy and safety of treatment with rituximab for difficult steroid-resistant and -dependent nephrotic syndrome : multicentric report. Clin J Am Soc Nephrol 2010 ; 5 : 2207-2212.

7）Fujinaga S, et al. : Single infusion of rituximab for persistent steroid-dependent minimal-change nephrotic syndrome after long-term cyclosporine. Pediatr Nephrol 2010 ; 25 : 539-544.

8）Sinha A, et al. : Short-term efficacy of rituximab versus tacrolimus in steroid-dependent nephrotic syndrome. Pediatr Nephrol 2012 ; 27 : 235-241.

9）Ravani P, et al. : Short-term effects of rituximab in children with steroid- and calcineurin-dependent nephrotic syndrome : a randomized controlled trial. Clin J Am Soc Nephrol 2011 ; 6 : 1308-1315.

10）Ravani P, et al. : Rituximab in Children with Steroid-Dependent Nephrotic Syndrome: A Multicenter, Open-Label, Noninferiority, Randomized Controlled Trial. J Am Soc Nephrol 2015 ; 26 : 2259-2266.

11）Kemper MJ, et al. : Long-term follow-up after rituximab for steroid-dependent idiopathic nephrotic syndrome. Nephrol Dial Transplant 2012 ; 27 : 1910-1915.

12）Sellier-Leclerc AL, et al. : Rituximab in steroid-dependent idiopathic nephrotic syndrome in childhood--follow-up after CD19 recovery. Nephrol Dial Transplant 2012 ; 27 : 1083-1089.

13）Kamei K, et al. : Rituximab-associated agranulocytosis in children with refractory idiopathic nephrotic syndrome : case series and review of literature. Nephrol Dial Transplant 2015 ; 30 : 91-96.

14）Sato M, et al. : Atypical Pneumocystis jiroveci pneumonia with multiple nodular granulomas after rituximab for refractory nephrotic syndrome. Pediatr Nephrol 2013 ; 28 : 145-149.

15）Gea-Banacloche JC : Rituximab-associated infection. Semin Hematol 2010 ; 47 : 187-198.

16）Chaumais MC, et al. : Fatal pulmonary fibrosis after rituximab administration. Pediatr Nephrol 2009 ; 24 : 1753-1755.

17）Ardelean DS, et al. : Severe ulcerative colitis after rituximab therapy. Pediatrics 2010 ; 126 : e243-246.

18）Sellier-Leclerc AL, et al. : Fulminant viral myocarditis after rituximab therapy in pediatric nephrotic syndrome. Pediatr Nephrol 2013 ; 28 : 1875-1879.

19）Kamei K, et al. ; Rituximab for Childhood-Onset Refractory Nephrotic Syndrome（RCRNS）Study Group : Long-term outcome of childhood-onset complicated nephrotic syndrome after a multicenter, double-blind, randomized, placebo-controlled trial of rituximab. Pediatr Nephrol 2017 ; 32 : 2071-2078.

20）Ito S, et al. : Maintenance therapy with mycophenolate mofetil after rituximab in pediatric patients with steroid-dependent nephrotic syndrome. Pediatr Nephrol 2011 ; 26 : 1823-1828.

21）Fujinaga S, et al. : Cyclosporine versus mycophenolate mofetil for maintenance of remission of steroid-dependent nephrotic syndrome after a single infusion of rituximab. Eur J Pediatr 2013 ; 172 : 513-518.

D. ステロイド抵抗性ネフローゼ症候群の治療

CQ 4 clinical question

小児ステロイド抵抗性ネフローゼ症候群に対して免疫抑制薬は推奨されるか

ステートメント

1. 小児ステロイド抵抗性ネフローゼ症候群に対しては，ステロイドにシクロスポリンを併用することを推奨する. **推奨グレード 1B(一致率 100%)**
2. ステロイドパルス療法とシクロスポリンの併用は寛解導入に有効な可能性があり，使用することを提案する. **推奨グレード 2C(一致率 94%)**
3. タクロリムスは美容的な副作用などによりシクロスポリンを使用できないステロイド抵抗性ネフローゼ症候群に対する寛解導入の選択肢として提案する. (適応外使用) **推奨グレード 2B(一致率 88%)**
4. ミコフェノール酸モフェチルは副作用などによりカルシニューリン阻害薬など他の免疫抑制薬を使用できないステロイド抵抗性ネフローゼ症候群に対する寛解導入の選択肢として提案する. (適応外使用) **推奨グレード 2C(一致率 94%)**
5. シクロホスファミドの経口投与は小児ステロイド抵抗性ネフローゼ症候群の寛解導入療法として使用しないことを推奨する. **推奨グレード 1B(一致率 100%)**

治療例

1. シクロスポリンの治療例

・初回投与量は 2.5 ～ 5 mg/kg/日 分 2 で開始し，投与量は以下のトラフ値を目安に調節する.
　トラフ値 100 ～ 150 ng/mL(～ 3 か月目)
　トラフ値 80 ～ 100 ng/mL(4 か月目～ 12 か月目)
　トラフ値 60 ～ 80 ng/mL(13 か月目以降)
・シクロスポリン投与後 4 ～ 6 か月間で不完全寛解以上が得られない場合は治療方針を再検討する.
・シクロスポリン投与後 4 ～ 6 か月間で不完全 / 完全寛解に至る場合は，1 ～ 2 年間の継続投与を行う.
・低用量ステロイドとの併用療法(プレドニゾロン 0.5 ～ 1.0 mg/kg 隔日投与)により寛解率が上昇するため，低用量ステロイドとの併用を考慮する.

2. ステロイドパルス療法の治療例

・ステロイドパルス療法は，メチルプレドニゾロン 20 ～ 30 mg/kg/回(最大 1 g)経静脈投与を1日1回，3日間連続を1クールとして施行する．
・ステロイドパルス療法によりシクロスポリンの血中濃度が上昇する可能性があり，ステロイドパルス療法中はシクロスポリンの休薬を考慮する．

ステロイドパルス療法の例

治療1～3日目：メチルプレドニゾロン 30 mg/kg/日(最大投与量 1,000 mg/日)
1～2時間で点滴静注
治療4～7日目：プレドニゾロン 1.0 mg/kg/日 分3連日投与(最大投与量 40 mg/日)
上記を1クールとして2～3クール施行する．

註1：施行する場合は小児腎臓病を専門とする医師に相談することが望ましい．

3. タクロリムスの治療例(適応外使用)

・タクロリムスは，0.1 mg/kg/日 分2で開始し，血中濃度をモニタリングしながら投与量を調節する．

4. ミコフェノール酸モフェチルの治療例(適応外使用)

・ミコフェノール酸モフェチルは 1,000 ～ 1,200 mg/m^2/日(または 24 ～ 36 mg/kg/日，最大 2 g/日)分2で投与する．

註2：体重は身長からみた標準体重(p. 30 ～ 33「1 治療総論」『表 1-A』，『表 1-B』参照)で計算する(体表面積についても同様)．
註3：ネフローゼ状態での免疫抑制療法は，感染症・高血圧などの重篤な合併症や副作用に十分な注意が必要であり，ステロイド抵抗性ネフローゼ症候群の治療は小児腎臓病を専門とする医師による治療が望ましい．

エビデンスの要約

小児ステロイド抵抗性ネフローゼ症候群患者における免疫抑制薬併用効果を検討したメタアナリシスでは，シクロスポリンとタクロリムスがミコフェノール酸モフェチルやシクロホスファミドなど他の免疫抑制薬よりも，有意に完全寛解導入に優れていることが示されている．しかし，これらのメタアナリシスにはサンプルサイズが小さい報告が多く含まれ，またいずれの報告も短期予後のみを評価したものである．シクロスポリンのランダム化比較試験は6件あり，そのうちプラセボ群や経口シクロホスファミド群との比較試験では有意な寛解導入効果が示されており，短期的な寛解導入効果のエビデンスは強いと考えた．タクロリムスに関してはランダム化比較試験で，シクロスポリン群と同等の効果を認めたうえで美容的な副作用がタクロリムスのほうが有意に少なかったと報告され，またシクロホスファミドパルス群より有効であったと報告されている．ステロイドパルス療法に関しては小児ステロイド抵抗性ネフローゼ症候群患者に対するランダム化比較試験は存在せず観察研究が散見されるのみだが，ステロイドパルス療法とシクロスポリンの併用は巣状分節性糸球体硬化症に対する非ランダム化比較試験で高い寛解が報告されている．シクロホスファミドの経口投与に関するランダム化比較試験は3件あるがいずれも寛解導入効果は示されなかった．ミコフェノール酸モフェチルは，成人患者も含めたステロイド抵抗性の巣状分節性糸球体硬化症患者に対するシクロスポリンとの寛解導入効果を比較したランダム化比較試験(ミコフェノール酸モフェチル群はデキサメタゾンを併用)が1件あり，寛解導入に関しては差を認めなかったが,成人患者も含めた検討でありエビデンスとしては不十分であると判断し,カルシニューリン阻害薬を使用できない場合の治療の選択肢として提案することとした.

解 説

わが国で，ステロイド抵抗性ネフローゼ症候群に対して保険適用のある免疫抑制薬は，シクロスポリン，ミゾリビン，シクロホスファミドの3剤である．2017年に小児ステロイド抵抗性ネフローゼ症候群患者における免疫抑制薬併用効果を検討したメタアナリシスが2件報告された[1,2]．ステロイド抵抗性ネフローゼ症候群を対象とした18件のランダム化比較試験のメタアナリシス[1]，およびステロイド抵抗性巣状分節性糸球体硬化症373人を対象とした7件のランダム化比較試験のメタアナリシス[2]でいずれもカルシニューリン阻害薬(シクロスポリン，タクロリムス)が，ミコフェノール酸モフェチルやシクロホスファミドなど他の免疫抑制薬よりも，有意に完全寛解導入に優れていることが示されている．これらのメタアナリシスにはサンプルサイズが小さい報告が多く含まれ，またいずれの報告も短期予後のみを評価したものであるが，ステロイド抵抗性ネフローゼ症候群に対する免疫抑制薬の第一選択薬としてエビデンスが多いシクロスポリンを推奨する．なお，各種治療に不応な場合には遺伝学的検査を考慮する．

1．カルシニューリン阻害薬(シクロスポリン，タクロリムス[適応外使用])

ステロイド抵抗性ネフローゼ症候群に対してステロイドにシクロスポリンを併用することを推奨する．タクロリムスは，多毛・歯肉肥厚などの美容的副作用によりシクロスポリンを使用できないステロイド抵抗性ネフローゼ症候群に対する治療の選択肢の一つと考えられる[3]．

小児ステロイド抵抗性ネフローゼ症候群を対象にしたシクロスポリンのランダム化比較試験として，1993年の報告では投与開始12か月時点での不完全/完全寛解率は60%[4]，1996年の報告では6か月時点での不完全/完全寛解率は100%[5]，2009年の報告では6か月時点での不完全/完全寛解率は80%と，いずれも高い寛解導入率が認められた[6]．わが国の小児ステロイド抵抗性ネフローゼ症候群患者35人を対象とした非ランダム化比較試験では，腎病理組織所見により治療を変更し，微小変化型/メサンギウム増殖28名に対してシクロスポリン(トラフ値120～150 ng/mLで3か月間，80～100 ng/mLで9か月間，その後の推奨治療として60～80 ng/mLで12か月間)＋プレドニゾロン(1 mg/kg/日 分3連日投与4週間，1 mg/kg/回 隔日投与5週目～12か月目)を投与し，巣状分節性糸球体硬化症7名では上記2剤に加えてステロイドパルス療法を5クール(第1，2，5，9，13週)行い，それぞれ82.1%，85.7%と高い寛解率が報告されている[6]．

ステロイド抵抗性ネフローゼ症候群に対するシクロスポリンの効果判定時期について確立されたものはないが，蛋白尿の減少は4.4 ± 1.8週目に認められ[5]，2009年のランダム化比較試験では不完全または完全寛解獲得までの期間は8～12週間と報告されている[7]．2005年の観察研究でも不完全/完全寛解獲得までの平均期間は9.9 ± 3.4週間(2～16週間)であった[8]．さらに，わが国のステロイド抵抗性ネフローゼ症候群患者35人における5年後の予後を前向きに評価した研究において，治療開始後4か月時点の治療反応性によって5年後の状態がおよそ予測可能であることが報告されている[9]．また，その他のランダム化比較試験でもシクロスポリンの有効性は6か月時点で評価されることが多く，シクロスポリンの効果判定時期として，投与後4～6か月以内に不完全寛解以上の効果を認めない場合には，治療方針の再検討が必要と思われる．

シクロスポリンの投与量は，血中濃度をモニタリングして調節する．トラフ値100～200 ng/mLを目標とする論文もあるが[10-13]，トラフ値100 ng/mLで2年間投与した場合，約半数に腎毒性が出現するため[14]，腎移植における初期投与量から考えて，本ガイドライン2020では寛解獲得までの3か月間はトラフ値100～150 ng/mL，1年間以上投与する場合の2年目以降はトラフ値60～80 ng/mLとした．小児ステロイド抵抗性ネフローゼ症候群に対するC2(投与後2時間血中濃度)による管理は確立されていないが，シクロスポリンの$AUC_{0\text{-}4}$(area under the concentration curve)はC2と相関し[15]，小児頻回再発型・ステロイド依存性ネフローゼ症候群や成人ステロイド抵抗性ネフローゼ症候群におけるC2コントロールの報告もあり(シクロスポリンC2投与量調節法のランダム化比較試験，UMIN試験ID：C000000008)[16,17]，小児ステロイド抵抗性ネフローゼ症候群に対するC2コントロールのエビデンスの集積が今後期待される．

シクロスポリンの副作用は，腎毒性，高血圧，易感染性，歯肉肥厚，多毛，など多数ある．特に可逆性後頭葉白質脳症(PRES)は浮腫(ネフローゼ状態)が発症の危険因子の一つと考えられ，また，ネフローゼ症候群での発症例7人のうち5人がステロイド抵抗性であったと報告されており[18]，注意深い観察と適切な対応が必要である．

一方で，タクロリムスの有効性は，少数例の報告[19-24]があるが，多数例のランダム化比較試験は存在しない．小児を対象とした小規模ランダム化比較試験において，41名のステロイド抵抗性ネフローゼ症候群を対象にシクロスポリンとの比較試験が行われ，寛解/不完全寛解は，シクロスポリン群(86%)，タクロリムス群(75%)と寛解率は同等であった[19]．この試験において，腎毒性，高血圧，糖尿病の頻度に有意差は認めず，多毛と歯肉肥厚はタクロリムス群で有意に少なかった[25]．ステロイド抵抗性ネフローゼ症候群131名を対象としたシクロホスファミドパルス療法とのランダム化比較試験での完全寛解・部分寛解(尿蛋白が50%以上減少)率は，タクロリムス群(82.5%)，シクロホスファミドパルス療法群(45.9%)と有意にタクロリムス投与群が高かった[26]．また，タクロリムスにより寛解が得られた1歳以上18歳以下のステロイド抵抗性ネフローゼ症候群患者60名に対して寛解維持療法としてタクロリムス群とタクロリムスからミコフェノール酸モフェチル変更した群を比較した試験では，12か月時点での完全寛解/不完全寛解維持率に有意差はなかった(54.8% vs. 41.1%)が，12か月時点でのステロイド感受性の非頻回再発状態までを含んだ完全寛解/不完全寛解率はタクロリムス群のほうが有意に高かった(90.3% vs. 44.8%)[25]．

KDIGOガイドライン[a]で推奨されている用法・用量は，0.05～0.1 mg/kg/日(分2)，目標トラフ値で5～10 ng/mLである．しかし，この投与法は腎移植での臨床研究に基づくものであり，ステロイド抵抗性ネフローゼ症候群に対する長期投与の有効性と安全性は明らかではない．

カルシニューリン阻害薬の至適投与期間は不明である．ステロイド抵抗性ネフローゼ症候群においてシクロスポリンやタクロリムス中止後の再発は10～76%と高率に認められる[8,9,16,27]．小児のランダム化比較試験において，6か月間もしくは12か月間治療の中止後には高率に再発することが報告されている[5,7]．そのため，再発抑制には12か月を超えて治療を継続することが一般的となっているが，腎毒性が懸念されるため，長期の寛解維持率や腎予後について今後の検討が必要である．

カルシニューリン阻害薬単独投与と低用量のステロイド併用でのカルシニューリン阻害薬投与を比較した試験はないため，ステロイドの必要性は不明である．しかし，ステロイドの併用は大多数の臨床試験で行われており，KDIGOガイドライン[a]でも提案されているため，寛解を維持する最低用量まで漸減し併用することを検討する．

2. ステロイドパルス療法

ステロイド抵抗性ネフローゼ症候群に対して，ステロイドパルス療法とシクロスポリンの併用は，寛解導入に有効な可能性があり使用を提案する．ステロイドパルス単独療法が寛解導入に有効かどうかについてはエビデンスが乏しく，明確な結論を導き出すことができない．また，ステロイドパルス療法中はシクロスポリン投与の中止を検討する．

小児ステロイド抵抗性ネフローゼ症候群に対するステロイドパルス療法＋シクロスポリンとシクロスポリン投与を比べたランダム化比較試験はこれまでに報告はないが，巣状分節性糸球体硬化症に対して，ステロイドパルス療法＋シクロスポリン＋プレドニゾロン投与が行われ8/10人が治療開始後8週以内に寛解したと報告されている[27]．また，わが国から報告された観察研究では，シクロホスファミドやシクロスポリン抵抗性の小児ステロイド抵抗性ネフローゼ症候群（巣状分節性糸球体硬化症）10人に対して，ステロイドパルス療法（メチルプレドニゾロン30 mg/kg/回，最大量1 g/回，1クール3日間）を14クール行った報告がある．1/10人が腹膜炎のため投与中止となったが，完全寛解4/9人，不完全寛解3/9人，無効2/9人という結果であり，ステロイドパルス療法によりシクロホスファミドやシクロスポリン抵抗性の小児ステロイド抵抗性ネフローゼ症候群患者の寛解導入が可能であることが示されている[28]．以上よりシクロスポリンにステロイドパルス療法を加えた治療は高い寛解率を得られる可能性がある．2018年末までわが国で行われていたシクロスポリン＋プレドニゾロン＋ステロイドパルス併用療法と，シクロスポリン＋プレドニゾロン併用療法とのランダム化比較試験（JSKDC02試験，UMIN試験ID：C000000007）の試験結果が待たれる．

小児ステロイド抵抗性ネフローゼ症候群に対するステロイドパルス単独療法についてもランダム化比較試験は存在せず，観察研究が散見されるのみである．Yorginらによると，小児ステロイド抵抗性ネフローゼ症候群の11人（平均年齢3.6 ± 1.5歳）に対してステロイドパルス療法（メチルプレドニゾロン30 mg/kg/回，最大量1 g/回）を平均24.8 ± 10.5回行った結果，9/11人が完全寛解に至った[29]．また，有害事象は中等度で頻度は少なかったことから，ステロイドパルス療法は若年の小児ステロイド抵抗性ネフローゼ症候群を寛解に導入するために安全で有効だと報告している[29]．さらに，小児ステロイド抵抗性ネフローゼ症候群16人（年齢中央値3.8歳）に対してメチルプレドニゾロン15 mg/kg/日を3日間または5日間行った結果，10人が寛解に至ったという報告がある[30]．治療に反応しなかった6人は免疫抑制薬（シクロホスファミド3人，シクロスポリン2人，タクロリムス1人）を使用して臨床的寛解に至っている[30]．

以上のように，ステロイドパルス療法は小児ステロイド抵抗性ネフローゼ症候群の寛解導入に有効な可能性があるものの，症例数の集積が少なく，ランダム化比較試験が存在しないことより，エビデンスレベルは高くない．

なお，ステロイドパルス療法中は高血圧，高血糖，徐脈，血栓症，可逆性後頭葉白質脳症（PRES）などの副作用がみられることがあるため，モニタリングする必要がある．

3. ミコフェノール酸モフェチル（適応外使用）

ミコフェノール酸モフェチルは副作用などによりカルシニューリン阻害薬など他の免疫抑制薬を使用できないステロイド抵抗性ネフローゼ症候群に対する治療の選択肢として提案する．

ステロイド抵抗性ネフローゼ症候群に対するミコフェノール酸モフェチル（適応外使用）の報告は少数例のケースシリーズであり寛解率も必ずしも高くない[31-33]．KDIGO ガイドライン[a]では，カルシニューリン阻害薬とステロイドに抵抗性を示す患者にミコフェノール酸モフェチルを推奨している．これは，2～40歳のステロイド抵抗性ネフローゼ症候群（巣状分節性糸球体硬化症）138例（18歳未満93例，尿蛋白＜2 g/日33例を含む）を対象として，シクロスポリン（5～6 mg/kg/日）投与群，ミコフェノール酸モフェチル（25～36 mg/kg/日，最大2 g/日）＋デキサメサゾン〔0.9 mg/kg/日，週はじめ2日（毎週1～8週目，2週間ごと10～26週目，4週間ごと30～50週目）〕投与群の2群間での尿蛋白減少効果を比較検討した結果，治療開始12か月時点での寛解率はシクロスポリン併用群で46%，ミコフェノール酸モフェチル＋デキサメサゾン併用群で33%と寛解率は低いが両群間に有意差がなかったことによる[34]．また，感染症，消化器症状，神経学的合併症，高血圧の合併頻度も2群間で有意差は認めなかった[34]．予後に関しては，78週時点でシクロスポリン併用群，ミコフェノール酸モフェチル＋デキサメサゾン併用群のそれぞれ14%，11%が死亡もしくは腎不全に陥っており，ステロイドとミコフェノール酸モフェチルの併用は，シクロスポリンと比較して腎機能低下を抑制する効果はなかった．

4. シクロホスファミド

シクロホスファミドの経口投与は小児ステロイド抵抗性ネフローゼ症候群の寛解導入療法として使用しないことを推奨する．シクロホスファミドパルス療法についてはエビデンスが乏しく，明確な結論を導き出すことができない．

小児ステロイド抵抗性ネフローゼ症候群に対するシクロホスファミド治療については以下に示す3件のランダム化比較試験がある[35-37]．まず，シクロホスファミドとステロイドを組み合わせた治療とステロイド単独を比べた2件のランダム化比較試験では，寛解率および有害事象に関して有意差を認めなかった[35,36]．次に，シクロスポリン内服とシクロホスファミドパルス療法について，初発の小児ステロイド抵抗性ネフローゼ症候群（組織は微小変化型，巣状分節性糸球体硬化症，びまん性メサンギウム増殖）を対象にランダム化比較試験が行われた[37]．治療開始12週時点での完全および不完全寛解率は，シクロスポリン群60%，シクロホスファミドパルス群17%で，シクロスポリンの寛解率が有意に高かった（$p < 0.05$）．この試験において24週時点での完全寛解率は，シクロスポリン群13%，シクロホスファミドパルス群5%であり有意差はなかったが，不完全寛解率はシクロスポリン群46%，シクロ

ホスファミドパルス群11％で有意にシクロスポリン群が高く，有害事象は同等であった[37]．さらに，ステロイド抵抗性ネフローゼ症候群131名を対象としたシクロホスファミドパルス療法とタクロリムス経口投与のランダム化比較試験での完全寛解・部分寛解(尿蛋白が50％以上減少)率は，シクロホスファミドパルス療法群(45.9％)，タクロリムス群(82.5％)と有意にタクロリムス投与群が高かった[26]．以上から，ステロイド抵抗性ネフローゼ症候群に対してのシクロホスファミド経口投与は有効でないと判断される．

5. 寛解後のネフローゼ症候群再発時の治療

小児ステロイド抵抗性ネフローゼ症候群が寛解(完全寛解または不完全寛解)に至った後，ネフローゼ症候群を再発することはしばしばみられる．いったん寛解導入された患者は，ステロイド感受性となっている可能性が高いため，プレドニゾロンによってネフローゼ症候群再発時の治療を行うことが妥当と考えられる(p. 36「2 各論」『A．ステロイド感受性ネフローゼ症候群の治療』『2．再発時の治療』参照)．

参考にした二次資料

a) Kidney Disease : Improving Global Outcomes (KDIGO) : Steroid-resistant nephrotic syndrome in children. Kidney Int Suppl 2012 ; 2 : 172-176.

文献

1) Li S, et al. : Efficacy and safety of immunosuppressive medications for steroid-resistant nephrotic syndrome in children : a systematic review and network meta-analysis. Oncotarget 2017 ; 8 : 73050-73062.
2) Chiou YY, et al. : Cyclosporine-based immunosuppressive therapy for patients with steroid-resistant focal segmental glomerulosclerosis : a meta-analysis. Curr Med Res Opin 2017 ; 33 : 1389-1399.
3) Segarra A, et al. : Combined therapy of tacrolimus and corticosteroids in cyclosporin-resistant or -dependent idiopathic focal glomerulosclerosis : a preliminary uncontrolled study with prospective follow-up. Nephrol Dial Transplant 2002 ; 17 : 655-662.
4) Ponticelli C, et al. : A randomized trial of cyclosporine in steroid-resistant idiopathic nephrotic syndrome. Kidney Int 1993 ; 43 : 1377-1384.
5) Lieberman KV, et al. : A randomized double-blind placebo-controlled trial of cyclosporine in steroid-resistant idiopathic focal segmental glomerulosclerosis in children. J Am Soc Nephrol 1996 ; 7 : 56-63.
6) Hamasaki Y, et al. ; Japanese Study Group of Renal Disease : Cyclosporine and steroid therapy in children with steroidresistant nephrotic syndrome. Pediatr Nephrol 2009 ; 24 : 2177-2185.
7) Choudhry S, et al. : Efficacy and safety of tacrolimus versus cyclosporine in children with steroid-resistant nephrotic syndrome : a randomized controlled trial. Am J Kidney Dis 2009 ; 53 : 760-769.
8) Mahmoud I, et al. : Single-centre experience with cyclosporin in 106 children with idiopathic focal segmental glomerulosclerosis. Nephrol Dial Transplant 2005 ; 20 : 735-742.
9) Hamasaki Y, et al. : Prospective 5-year follow-up of cyclosporine treatment in children with steroid-resistant nephrosis. Pediatr Nephrol 2013 ; 28 : 765-771.
10) Ingulli E, et al. : Aggressive, long-term cyclosporine therapy for steroid-resistant focal segmental glomerulosclerosis. J Am Soc Nephrol 1995 ; 5 : 1820-1825.
11) Cattran DC, et al. : A randomized trial of cyclosporine in patients with steroid-resistant focal segmental glomerulosclerosis. North America Nephrotic Syndrome Study Group. Kidney Int 1999 ; 56 : 2220-2226.
12) Heering P, et al. ; German Collaborative Glomerulonephritis Study Group : Cyclosporine A and chlorambucil in the treatment of idiopathic focal segmental glomerulosclerosis. Am J Kidney Dis 2004 ; 43 : 10-18.
13) Niaudet P : Treatment of childhood steroid-resistant idiopathic nephrosis with a combination of cyclosporine and prednisone. French Society of Pediatric Nephrology. J Pediatr 1994 ; 125 : 981-986.
14) Iijima K, et al. : Risk factors for cyclosporine-induced tubulointerstitial lesions in children with minimal change nephrotic syndrome. Kidney Int 2002 ; 61 : 1801-1805.
15) David-Neto E, et al. : Sampling strategy to calculate the cyclosporin-A area under the time-concentration curve. Am J Transplant 2002 ; 2 : 546-550.
16) Iijima K, et al. : Cyclosporine C2 Monitoring for the Treatment of Frequently Relapsing Nephrotic Syndrome in Children : A Multicenter Randomized Phase II Trial. Clin J Am Soc Nephrol 2014 ; 9 : 271-278.
17) Naito M, et al. : Monitoring of blood cyclosporine concentration in steroid-resistant nephrotic syndrome. Intern Med 2008 ; 47 : 1567-1572.

18) Ishikura K, et al. : Nephrotic state as a risk factor for developing posterior reversible encephalopathy syndrome in paediatric patients with nephrotic syndrome. Nephrol Dial Transplant 2008 ; 23 : 2531-2536.

19) Choudhry S, et al. : Efficacy and safety of tacrolimus versus cyclosporine in children with steroid-resistant nephrotic syndrome : A randomized controlled trial. Am J Kidney Dis 2009 ; 53 : 760-769.

20) Loeffler K, et al. : Tacrolimus therapy in pediatric patients with treatment-resistant nephrotic syndrome. Pediatr Nephrol 2004 ; 19 : 281-287.

21) Bhimma R, et al. : Management of steroid-resistant focal segmental glomerulosclerosis in children using tacrolimus. Am J Nephrol 2006 ; 26 : 544-551.

22) Gulati S, et al. : Tacrolimus : a new therapy for steroid-resistant nephrotic syndrome in children. Nephrol Dial Transplant 2008 ; 23 : 910-913.

23) Butani L, et al. : Experience with tacrolimus in children with steroid-resistant nephrotic syndrome. Pediatr Nephrol 2009 ; 24 : 1517-1523.

24) Roberti I, et al. : Long-term outcome of children with steroid-resistant nephrotic syndrome treated with tacrolimus. Pediatr Nephrol 2010 ; 25 : 1117-1124.

25) Sinha A, et al. : Mycophenolate mofetil is inferior to tacrolimus in sustaining remission in children with idiopathic steroid-resistant nephrotic syndrome. Kidney Int 2017 ; 92 : 248-257.

26) Gulati A, et al. : Treatment with tacrolimus and prednisolone is preferable to intravenous cyclophosphamide as the initial therapy for children with steroid-resistant nephrotic syndrome. Kidney Int 2012 ; 82 : 1130-1135.

27) Waldo FB, et al. : Therapy of focal and segmental glomerulosclerosis with methylprednisolone, cyclosporine A, and prednisone. Pediatr Nephrol 1998 ; 12 : 397-400.

28) Mori K, et al. : Efficacy of methylprednisolone pulse therapy in steroid-resistant nephrotic syndrome. Pediatr Nephrol 2004 ; 19 : 1232-1236.

29) Yorgin PD, et al. : Pulse methylprednisolone treatment of idiopathic steroid-resistant nephrotic syndrome. Pediatr Nephrol 2001 ; 16 : 245-250.

30) Shenoy M, et al. : Intravenous methylprednisolone in idiopathic childhood nephrotic syndrome. Pediatr Nephrol 2010 ; 25 : 899-903.

31) de Mello VR, et al. : Mycophenolatemofetil in children with steroid/cyclophosphamide-resistant nephrotic syndrome. Pediatr Nephrol 2010 ; 25 : 453-460.

32) Li Z, et al. : Mycophenolatemofetil therapy for children with steroid-resistant nephrotic syndrome. Pediatr Nephrol 2010 ; 25 : 883-888.

33) Gargah TT, et al. : Mycophenolatemofetil in treatment of childhood steroid-resistant nephrotic syndrome. J Nephrol 2011 ; 24 : 203-207.

34) Gipson DS, et al. : Clinical trial focal segmental glomerulosclerosis in children and young adults. Kidney Int 2011 ; 80 : 868-878.

35) The International Study of Kidney Disease in Children : Prospective, controlled trial of cyclophosphamide therapy in children with nephrotic syndrome. Report of the International study of Kidney Disease in Children. Lancet 1974 ; 2 : 423-427.

36) Tarshish P, et al. : Cyclophosphamide does not benefit patients with focal segmental glomerulosclerosis. A report of the International Study of Kidney Disease in Children. Pediatr Nephrol 1996 ; 10 : 590-593.

37) Plank C, et al. ; Arbeitsgemeinschaft für Pädiatrische Nephrologie : Cyclosporin A is superior to cyclophosphamide in children with steroid-resistant nephrotic syndrome-a randomized controlled multicentre trial by the Arbeitsgemeinschaft für Pädiatrische Nephrologie. Pediatr Nephrol 2008 ; 23 : 1483-1493.

E. ステロイド抵抗性ネフローゼ症候群の追加治療

要約

- ステロイド抵抗性ネフローゼ症候群の追加治療としてレニン・アンジオテンシン系阻害薬は蛋白尿の減少効果は認めるが腎予後は改善させない．血管内脱水の状態での使用時は急性腎障害に注意が必要である．
- 血漿交換療法やLDL吸着療法（LDL-A）は発症早期の治療が有効である．
- リツキシマブは適応外使用となるが，単独使用よりステロイドパルスやシクロスポリンとの併用が効果的である．（難治性ステロイド抵抗性ネフローゼ症候群に対するステロイドパルスとリツキシマブの医師主導治験 JSKDC11 が進行中である）．

解説

小児特発性ネフローゼ症候群の10～20%がステロイド抵抗性ネフローゼ症候群である．遺伝子異常や二次性によるネフローゼを除外したステロイド抵抗性ネフローゼ症候群（本ガイドライン2020では微小変化型および巣状分節性糸球体硬化症を対象）にステロイドパルスや免疫抑制薬による加療が行われるが，それらでは改善がみられない難治性ステロイド抵抗性ネフローゼ症候群に様々な追加治療が行われている．それらに対する治療に関して紹介する．まず一部のレニン・アンジオテンシン系阻害薬ならびに血漿交換療法とLDL吸着療法（従来の薬剤では改善せず，血清コレステロール値が250 mg/dL以下に低下しない巣状分節性糸球体硬化症に対して3か月間で12回まで）について解説し，最後に本ガイドライン2020を作成中の現在は適応外使用であるリツキシマブについて述べる．

1. レニン・アンジオテンシン系阻害薬

腎内アンジオテンシンIIはアンジオテンシン1型受容体を介して輸出入細動脈を収縮させ糸球体内圧を上昇させる．そのためレニン・アンジオテンシン系阻害薬は血管収縮を抑制し糸球体濾過圧を低下させて蛋白尿を減少させる．また慢性腎炎では，ポドサイトのアンジオテンシン1型受容体の発現増加とポドサイトからのアンジオテンシンII産生亢進からポドサイトのアポトーシスが惹起されることが知られており，レニン・アンジオテンシン系阻害薬はポドサイトを保護する作用があるといわれている．

IgA腎症などでは蛋白尿抑制に加え腎機能が改善した報告も認める[1]．小児ステロイド抵抗性ネフローゼ症候群におけるレニン・アンジオテンシン系阻害薬の有効性に関する報告は2004年のBaggaらによるエナラプリル[2]と2006年のYiらによるFosinopril[3]（日本未承認）の2件の研究が存在する．どちらも蛋白尿の減少効果は認めるものの腎予後は改善させない．一方，成人の巣状分節性糸球体硬化症への使用では，蛋白尿を減少させる効果は認めるが完全寛解させることは困難であり，腎不全へ至る率は減少しなかった[4]と報告されている．また高血圧のない成人のネフローゼ症候群では有用性のエビデンスがない．以上より単独での治療ではなく他の治療への併用療法としての使用がよいと考えられる．またネフローゼ症候群にレニン・アンジオテンシン系阻害薬を使用する際には，ネフローゼの急性期においては循環血液量が低下し腎血流が低下している可能性があること，またすでに使用されているシクロスポリンにより輸入細動脈が収縮させられていることから，この状況でこれらの薬剤を使用し輸出細動脈を拡張させることは急性腎障害を惹起させる可能性があることを常に念頭に置く必要がある．

2. 血漿交換療法（plasma exchange：PE）

ステロイド抵抗性ネフローゼ症候群の原疾患として多い巣状分節性糸球体硬化症の病因として考えられる液性因子の除去を目的として血漿交換療法（PE）ははじまった[5]．寛解導入率は25%，57%，72%と様々である[6-8]．病理学的変化を認める病早期に治療を行ったほうが有用であるとされるが[6]，適応が巣状分節性糸球体硬化症であるため導入のタイミングは腎生検後にならざるを得ない．後述するLDL吸着療法（low-density lipoprotein apheresis：LDL-A）より必要なプライミングボリュームが少ないため低体重の小児でも治療可能である．置換液はアルブミン製剤を用いることが多いが，液性因子の除去の際に液性因子の活性阻害因子も除去してしまう可能性が指摘されており，新鮮凍結血漿を置換液に用いるべきという考えもある．

3. LDL吸着療法（LDL apheresis：LDL-A）

LDL-Aは，LDL（low-density lipoprotein：低密度リポ蛋白）を急速に除去することで早期に巣状分節性糸球体硬化症のネフローゼ状態を寛解導入するために，1988年から行われているわが国から発信された治療方法である[9]．LDLや酸化LDLによる脂質性腎障害や脂質によるマクロファージの過剰刺激を改善させるとともに，液性因子やLDLの吸着除去後にはステロイドの感受性が改善することが報告されている[10]．蛋白尿の選択性selectivity index（SI）が0.05±0.02では完全寛解し，0.25±0.04では反応が低かったことや，尿細管間質病変が軽微であることが有効性の指標とされており，早期に介入することが効果的である[11]．2007年からわが国で行われたProspective Observational survey on the long-term Effects of LDL Apheresis on Drug-Resistant Nephrotic Syndrome（POLARIS Study）における観察期間2年間での有効性（short-term results）についての検討では，ステロイド抵抗性ネフローゼ症候群にLDL-Aを行った58名のうち53名[年齢18～87歳：平均55.8±18.1（SD）][シクロスポリン（CYA）+/−：24名/27名，ステロイドパルス +/−：4名/47名]を対象に1日尿蛋白量が評価されている．追跡調査可能であった44名中完全寛解25%，尿蛋白1 g/日未満の不完全寛解Ⅰ型は22.7%，3.5 g/日未満の不完全寛解Ⅱ型は25.0%，3.5 g/日以上の無効例は27.3%であった[12]．

臨床上の注意点としてはプライミングボリュームの問題から安全にLDL-Aを行うために，小児では体重30 kg以上がよいとされている．またアンジオテンシン変換酵素阻害薬（ACE-I）内服中は血中のブラジキニンが増加しアナフィラキシー様反応が起こるため施行時期には注意が必要であり，血圧低下や凝固のコントロールに注意する．

前述の適応基準を守りLDL-A単独で行うのではなくステロイドまたはシクロスポリンと併用で行い，治療例としては週2回を3週間，その後経過をみて週1回を6週間の計12回という方法がある[11]．

4. リツキシマブ

難治性ステロイド抵抗性ネフローゼ症候群に対するリツキシマブの臨床試験の報告はあるが，本ガイドライン2020作成中の現在は適応外使用である．適応拡大に向け医師主導治験JSKDC11がわが国で進行中であり結果が待たれる．リツキシマブを使用する際には腎生検で二次性ネフローゼ症候群を除外し，また遺伝子異常がないことを確認してからの慎重な投与が望ましい．難治性ステロイド抵抗性ネフローゼ症候群に対するリツキシマブの研究は，2018年12月時点で，11件のcase seriesと1件の非盲検ランダム化比較試験のエビデンスがある．寛解率の比較に関しては，亀井らは自施設で10例の難治性ステロイド抵抗性ネフローゼ症候群にリツキシマブを使用し完全寛解70%，不完全寛解10%，無効20%[13]との結果を報告している．また，藤永らは難治性ステロイド抵抗性ネフローゼ症候群に対するリツキシマブ治療を行った6例の5年間の長期予後に関し，全例完全寛解（平均158日間）であったが，その後5例に17回の再発を認めたことを報告している[14]．リツキシマブ投与が発症早期に使用されているか，投与後の評価時期，また併用療法の違いにより効果に差がある可能性があり，諸外国の報告における完全寛解の割合と単純に比較することは困難である．実際に，Maganascoらのランダム化比較試験においては，リツキシマブ投与後3か月目の時点で効果判定を行い，リツキシマブ投与群の寛解率は18.8%と，わが国からの報告とは異なる結果を報告している[15]．2010年の伊藤らによるわが国における141施設へのリツキシマブ使用に関するアンケート調査では，難治性ステロイド抵抗性ネフローゼ症候群に対するリツキシマブ使用は19例に行われ，完全寛解6例，不完全寛解6例，無効7例であった[16]．システマティックレビューの結果では寛解率が46.4%[17]であるが，このレビューには前述の寛解率18.8%の非盲検ランダム化比較試験が含まれており[15]，結果の解釈には注意が必要である．ステロイド感受性ネフローゼ症候群と異なり難治性ステロイド抵抗性ネフローゼ症候群には遺伝性ネフローゼ症候群が含まれる可能性があり，過去の研究ではそれらを厳密に除外できていない可能性がある．そのため，遺伝性ネフローゼ症候群の否定ができた患者では既報告以上の効果が期待できる可能性がある．

文献

1）Coppo R, et al. : IgACE : a placebo-controlled, randomized trial of angiotensin-converting enzyme inhibitors in children and young people with IgA nephropathy and moderate proteinuria. J Am Soc Nephrol 2007 ; 18 : 1880-1888.

2）Bagga A, et al. : Enalapril dosage in steroid-resistant nephrotic syndrome. Pediatr Nephrol 2004 ; 19 : 45-50.

3）Yi Z, et al. : Effect of fosinopril in children with steroid-resistant idiopathic nephrotic syndrome. Pediatr Nephrol 2006 ; 21 : 967-972.

4）Abeyagunawardena AS, et al. : Predictors of long-term outcome of children with idiopathic focal segmental glomerulosclerosis. Pediatr Nephrol 2007 ; 22 : 215-221.

5）Ponticelli C : Recurrence of focal segmental glomerular sclerosis（FSGS）after renal transplantation. Nephrol Dial Transplant 2010 ; 25 : 25-31.

6）Franke D, et al. : Treatment of FSGS with plasma exchange and immunadsorption. Pediatr Nephrol 2000 ; 14 : 965-969.

7）Feld SM, et al. : Plasmapheresis in the treatment of steroid-resistant focal segmental glomerulosclerosis in native kidneys. Am J Kidney Dis 1998 ; 32 : 230-237.

8）Mitwalli AH : Adding plasmapheresis to corticosteroids and alkylating agents : does it benefit patients with focal segmental glomerulosclerosis? Nephrol Dial Transplant 1998 ; 13 : 1524-1528.

9）Tojo K, et al. : Possible therapeutic application of low density lipoprotein apheresis（LDL-A）in conjunction with double filtration plasmapheresis（DFPP）in drug-resistant nephrotic syndrome due to focal glomerular sclerosis（FGS）. Nihon Jinzo Gakkai Shi 1988 ; 30 : 1153-1160.l

10）Muso E, et al. ; Kansai FGS LDL Apheresis Treatment（K-FLAT）Study Group : Significantly rapid relief from steroid-resistant nephrotic syndrome by LDL apheresis compared with steroid monotherapy. Nephron 2001 ; 89 : 408-415.

11）Hattori M, et al. : A combined low-density lipoprotein apheresis and prednisone therapy for steroid-resistant primary focal segmental glomerulosclerosis in children. Am J Kidney Dis 2003 ; 42 : 1121-1130.

12) Muso E, et al. : Immediate therapeutic efficacy of low-density lipoprotein apheresis for drug-resistant nephrotic syndrome : evidence from the short-term results from the POLARIS Study. Clin Exp Nephrol 2015 ; 19 : 379-386.

13) Kamei K, et al. : Rituximab treatment combined with methylprednisolone pulse therapy and immunosuppressants for childhood steroid-resistant nephrotic syndrome. Pediatr Nephrol 2014 ; 29 : 1181-1187.

14) Fujinaga S, et al. : Long-term outcomes after early treatment with rituximab for Japanese children with cyclosporine- and steroid-resistant nephrotic syndrome. Pediatr Nephrol 2019 ; 34 : 353-357.

15) Magnasco A, et al. : Rituximab in children with resistant idiopathic nephrotic syndrome. J Am Soc Nephrol 2012 ; 23 : 1117-1124.

16) Ito S, et al. : Survey of rituximab treatment for childhood-onset refractory nephrotic syndrome. Pediatr Nephrol 2013 ; 28 : 257-264.

17) Jellouli M, et al. : Rituximab in The Management of Pediatric Steroid-Resistant Nephrotic Syndrome : A Systematic Review. J Pediatr 2018 ; 197 : 191-197.

付記2 コエンザイムQ10

遺伝子異常により二次性にネフローゼ症候群となるミトコンドリア病の一つにコエンザイムQ10欠乏症がある．二次性ネフローゼ症候群であるが，薬剤により治療が可能であるため紹介する．このような一次性のコエンザイムQ10欠乏症に対し，コエンザイムQ10を5～50 mg/kg/日と大量投与することで，ネフローゼ症候群の進行を抑えられる可能性がある[1,2]．エビデンスレベルは高くないが使用するのであれば早期の投与が有用である．そのためには早期の診断が重要であり，発症時期や症状は様々ではあるが腎外症状の有無やステロイド抵抗性ネフローゼ症候群発症の時期に注意し診療を行う．

遺伝子異常による症状や発症時期の違いに関する詳細は大塚による総説を参考にされたい[3]．

付記文献

1) López LC, et al. : Leigh syndrome with nephropathy and CoQ10 deficiency due to decaprenyl diphosphate synthase subunit 2 (PDSS2) mutations. Am J Hum Genet 2006 ; 79 : 1125-1129.

2) Salviati L, et al. : Infantile encephalomyopathy and nephropathy with CoQ10 deficiency : a CoQ10-responsive condition. Neurology 2005 ; 65 : 606-608.

3) 大塚泰史．ネフローゼ症候群におけるコエンザイムQ_{10}欠乏症．日小児腎不全会誌 2018 ; 38 : 39-44.

F. 小児特発性ネフローゼ症候群の長期薬物治療

要 約

1. 成人移行期，あるいは最終身長到達後のステロイドによる寛解導入方法は，国際法(ISKDC 法)から成人同様の使用法に変更を検討してもよい.
2. シクロスポリンの長期投与はやむを得ないが，使用期間・血中濃度に留意し，適宜腎生検により腎毒性の有無を確認する(p. 7「3 腎生検」参照).
3. シクロホスファミドは累積投与量(300 mg/kg を超えてはならない)を念頭に置き，1 クールのみの使用とする(p. 39「2 各論」『B．頻回再発型・ステロイド依存性ネフローゼ症候群の治療』参照)
4. 必要によりステロイド・複数の免疫抑制薬を組み合わせる場合は，その特性・副作用をよく理解して使用し，成長期の再発をできる限り抑えることが望ましい.

解説

小児期発症特発性ネフローゼ症候群において，頻回再発型やステロイド依存性を呈する患者では少なからず成人期においても再発がみられ，しばしば長期にわたり免疫抑制薬を必要とする[1,2].

このような特徴をもつ疾患であるため，短期的視点から再発を必要以上に恐れ，それを回避するための過度の治療により生涯続く副作用が生じることのないように配慮する必要がある．長期に及ぶ罹病期間をより安全に過ごすことが重要で，主治医だけでなく，家族にも長期間にわたる治療に対する理解が必要である.

ネフローゼ症候群の長期的管理に関してはランダム化比較試験などのレベルの高いエビデンスは存在しない．たとえば，臨床試験は個々の薬剤の短期的効果の検討を目的として実施されている．仮にそれらの臨床試験の長期フォローがなされたとしても，極めて限定された条件での長期成績が得られるだけであり，実際の患者に適用するのは困難な場合が多い．長期に及ぶ管理を行う場合，個々の患者の経過や事情に応じて，主治医が個々の薬剤の特性をよく理解し，その裁量により複数の薬剤併用も考慮しつつ治療していかなければならない[1,2].

身体的，精神的，社会的にハンディキャップを残さず成人期を迎えるために，ネフローゼ症候群による制約は最小限にして，できる限り健常児と同様の生活を送ることを目指す．具体的には，入院や過剰な制限を減らすこと，成長期のステロイド使用量を極力抑えることが目標となる.

ネフローゼ症候群の再発を早期に発見するために，自宅での定期的な尿定性検査が重要であることを初回寛解時に指導する．浮腫を契機として再発に気づくと，寛解するまでの間に入院を要する可能性が高くなる．再発時，多くの施設が外来でステロイド治療を行っているが，この際とくに注意すべき流行感染症は水痘・麻疹である．免疫抑制療法中にこれらの感染症に罹患すると，ときに致命的となるため，ワクチン接種歴・罹患歴を確認し，どちらもないときには可能な時期に速やかにワクチン接種を行う．条件が整えば免疫抑制療法中の生ワクチン接種は安全にできる可能性があり，今後の検討課題である[3]．

免疫抑制薬開始後にステロイドを中止できて再発がない場合，1～2年で免疫抑制薬を減量中止する施設が多いと思われるが，成長期には最終身長に到達するまで安全性に配慮しながら同じ免疫抑制薬を継続することも検討する．免疫抑制薬中止後に再発すると，再度頻回再発やステロイド依存性を呈する可能性があり，成長期の繰り返すステロイド使用は最終身長に大きく影響する[4-6]．

ステロイド抵抗性ネフローゼ症候群は，様々な免疫抑制薬を組み合わせることにより治療成績が向上したが[7]，それでも長期にわたり寛解が得られない場合には，最終的に腎不全に至る可能性が高い．強力な免疫抑制療法を実施しても治療反応に乏しい際は，効果がなく副作用のみが出現することがないよう免疫抑制療法を中止し，腎代替療法に移行することも重要である．免疫抑制薬および生物学的製剤の適応外使用は，安易な使用で思わぬ有害事象が発生する可能性があり，また適応拡大のための臨床試験の妨げになる弊害も起こり得るため，慎重に検討する．一方，一定の手順を踏んだ後に適応外使用を行う場合，将来的に臨床試験や適応拡大のための基礎データとなる可能性があり，有用な場合もある．

1. ステロイド

成人移行期あるいは最終身長到達後には，寛解導入方法を国際法(ISKDC法)から成人同様の使用法に適宜変更することを考慮してもよいと思われる[8]．成人領域のステロイド使用法については，2011年の「ネフローゼ症候群診療指針」によると，微小変化型ネフローゼ症候群ではプレドニゾロン0.8～1 mg/kg/日(最大60 mg)相当で開始し，寛解後1～2週間継続，完全寛解後は2～4週毎に5～10 mg/日ずつ漸減，5～10 mgに達したら再発をきたさない最小量で1～2年程度維持し，漸減中止することを推奨している[a]．一方で最新の「エビデンスに基づくネフローゼ症候群診療ガイドライン2017」では，ステロイド療法維持期間に関しては，病型と個々の病態に応じて判断することを提案するとされている[b]．2010年に実施した日本小児腎臓病学会評議員に対するアンケートでも，① 思春期を過ぎたら成人と同様の使用法に変える：15名(30%)，② 思春期を過ぎたら連日投与を40 mg以下にして後はすぐに隔日にする：23名(46%)，③ 思春期を過ぎてもISKDC法に準じる：14名(28%)と意見が分かれている[9]．なお，それぞれの良し悪しを示すエビデンスは存在しない．ステロイド投与で寛解導入でき，明らかにその後の再発に影響することがなければ，寛解導入に使用するステロイドの最大投与量は適宜変更可能と思われる．長期管理に限ったことではないが，すでに大腿骨頭壊死が存在している患者が再発した場合などでは，現実的に寛解導入に使用できる薬がステロイド以外に存在しないため，治療方法に難渋する．極力少量短期にステロイドを使用して寛解を導入し，その後免疫抑制薬による治療で再発を防止する必要があるが，リスクも考慮しなければいけない．長期の経過中にステロイドを使用することは，個々の患者において難しい選択を迫られることが多いが，副作用の発生状況などから何を優先すべきかを考えたうえで決定する必要がある．

2. シクロスポリン

長期使用できるという報告が多いが，使用期間・血中濃度に留意し，腎生検により腎毒性の有無を適宜確認する必要がある[10-25]．シクロスポリン導入後にネフローゼ症候群の経過が遷延する傾向があるとの指摘が一部専門家の間にあるが，実際にそうかどうかについては今後の検討を待たなければならない．止むを得ず長期投与する場合は，効果が期待できる範囲において，初期治療で推奨されている目標血中濃度よりも低く管理することも考慮する．血中濃度採血のタイミングは，トラフ値よりも食直前内服2時間後のほうがAUCとの相関が高いが[26]，測定法に注意が必要である．EIA法(酵素免疫測定法)からCLIA法(化学発光免疫測定法)に変わりつつあり，CLIA法のほうが低値を示すデータもある[27-29]．これまでの報告はEIA法が主流であるため，CLIA法で血中濃度を合わせると腎毒性が高くなるという懸念があり，各施設で測定法と換算式を確認することが望ましい．

3. シクロホスファミド

性腺障害の問題があり[30,31]，累積投与量(300 mg/kgを超えてはならない)を念頭に置き経過中1クールのみの使用とする．

4. ミゾリビン

頻回再発型・ステロイド依存性ネフローゼ症候群においては有効性が低いものの，これらよりも軽症のネフローゼ症候群に対してはある程度の効果を期待できる．そのためには内服後2時間あるいは3時間の血中濃度を3 μg/mL程度に上げる必要があり[32]，添付文書の用法用量よりも多い投与量(適応外使用)を要する頻度が高い．安全性と長期使用に関するエビデンスを含めて今後の評価が待たれる．

5. リツキシマブ

小児期発症難治性ネフローゼ症候群(既存治療では寛解が維持できず頻回再発型あるいはステロイド依存性を示す場合)に対する寛解維持効果を認めるものの，長期使用に関するエビデンスは乏しい．稀ではあるが生命にかかわる副作用の報告もあり，適応は慎重に判断し，専門施設での治療が望ましい．

6. ミコフェノール酸モフェチル

難治性を含む頻回再発型・ステロイド依存性ネフローゼ症候群患者に対する有効性が示唆されており[33,34]，欧米では同疾患に対する免疫抑制療法の一つとされている．しかし，わが国では適応外使用となるため，何らかの理由で標準的な免疫抑制療薬を使用できないときに考慮する．

7. タクロリムス

美容的な副作用などのためシクロスポリンを中止したいときに代替薬となり得る．しかしわが国では適応外使用であり，長期使用に関する安全かつ有効な用法用量は明らかではない．

参考にした二次資料

a) 厚生労働省難治性疾患克服研究事業進行性腎障害に関する調査研究班 難治性ネフローゼ症候群分科会：ネフローゼ症候群診療指針. 日腎会誌 2011；53：78-122.

b) 厚生労働科学研究費補助金難治性疾患等政策研究事業(難治性疾患政策研究事業)難治性腎疾患に関する調査研究班編集：エビデンスに基づくネフローゼ症候群診療ガイドライン 2017. 東京, 東京医学社, 2017.

文献

1) Ishikura K, et al. : Morbidity in children with frequently relapsing nephrosis: 10-year follow-up of a randomized controlled trial. Pediatr Nephrol 2015 ; 30 : 459-468.

2) Kyrieleis HA, et al. : Long-term outcome of biopsy-proven, frequently relapsing minimal-change nephrotic syndrome in children. Clin J Am Soc Nephrol 2009 ; 4 : 1593-1600.

3) Kamei K, et al. : Prospective Study of Live Attenuated Vaccines for Patients with Nephrotic Syndrome Receiving Immunosuppressive Agents. J Pediatr 2018 ; 196 : 217-222.e1.

4) 高橋勉ほか：小児特発性ネフローゼ症候群の身長発育に関する検討 - ステロイド剤との関係 -. 日小児会誌 1991 ; 95 : 1850-1855.

5) Simmonds J, et al. : Long-term steroid treatment and growth : a study in steroid-dependent nephrotic syndrome. Arch Dis Child 2010 ; 95 : 146-149.

6) Emma F, et al. : Long-term linear growth of children with severe steroid-responsive nephrotic syndrome. Pediatr Nephrol 2003 ; 18 : 783-788.

7) Inaba A, et al. : Long-term outcome of idiopathic steroid-resistant nephrotic syndrome in children. Pediatr Nephrol 2016 ; 31 : 425-434.

8) Requião-Moura LR, et al. : Should adolescents with glomerulopathies be treated as children or adults? Nephron Clin Pract 2008 ; 109 : c161-c167.

9) Honda M, et al. : The problem of transition from pediatric to adult healthcare in patients with steroid-sensitive nephrotic syndrome (SSNS) : a survey of the experts. Clin Exp Nephrol 2014 ; 18 : 939-943.

10) Kranz B, et al. : Cyclosporine-A-induced nephrotoxicity in children with minimal-change nephrotic syndrome : long-term treatment up to 10 years. Pediatr Nephrol 2008 ; 23 : 581-586.

11) Drube J, et al. : Fifteen-year remission of a steroid-resistant nephrotic syndrome sustained by cyclosporine A. Pediatr Nephrol 2007 ; 22 : 600-602.

12) Fujinaga S, et al. : Independent risk factors for chronic cyclosporine induced nephropathy in children with nephrotic syndrome. Arch Dis Child 2006 ; 91 : 666-670.

13) El-Husseini A, et al. : Long-term effects of cyclosporine in children with idiopathic nephrotic syndrome : a single-centre experience. Nephrol Dial Transplant 2005 ; 20 : 2433-2438.

14) Ghiggeri GM, et al. : Cyclosporine in patients with steroid-resistant nephrotic syndrome : an open-label, nonrandomized, retrospective study. Clin Ther 2004 ; 26 : 1411-1418.

15) Kemper MJ, et al. : Recurrence of severe steroid dependency in cyclosporin A-treated childhood idiopathic nephrotic syndrome. Nephrol Dial Transplant 2004 ; 19 : 1136-1141.

16) Iijima K, et al. : Risk factors for cyclosporine-induced tubulointerstitial lesions in children with minimal change nephrotic syndrome. Kidney Int 2002 ; 61 : 1801-1805.

17) Chishti AS, et al. : Long-term treatment of focal segmental glomerulosclerosis in children with cyclosporine given as a single daily dose. Am J Kidney Dis 2001 ; 38 : 754-760.

18) Hino S, et al. : Follow-up study of children with nephrotic syndrome treated with a long-term moderate dose of cyclosporine. Am J Kidney Dis 1998 ; 31 : 932-939.

19) Gregory MJ, et al. : Long-term cyclosporine therapy for pediatric nephrotic syndrome : a clinical and histologic analysis. J Am Soc Nephrol 1996 ; 7 : 543-549.

20) Ingulli E, et al. : Aggressive, long-term cyclosporine therapy for steroid-resistant focal segmental glomerulosclerosis. J Am Soc Nephrol 1995 ; 5 : 1820-1825.

21) Neuhaus TJ, et al. : Long-term low-dose cyclosporin A in steroid dependent nephrotic syndrome of childhood. Eur J Pediatr 1992 ; 151 : 775-778.

22) Melocoton TL, et al. : Long-term cyclosporine A treatment of steroid-resistant and steroid-dependent nephrotic syndrome. Am J Kidney Dis 1991 ; 18 : 583-588.

23) 藤永周一郎ほか：小児期のネフローゼ症候群におけるシクロスポリン慢性腎障害. 日小児腎臓病会誌 2004 ; 17 : 66-71.

24) Hamasaki Y, et al. : Nephrotoxicity in children with frequently relapsing nephrotic syndrome receiving long-term cyclosporine treatment. Pediatr Nephrol 2017 ; 32 : 1383-1390.

25) Kuroyanagi Y, et al. : Effectiveness and nephrotoxicity of a 2-year medium dose of cyclosporine in pediatric patients with steroid-dependent nephrotic syndrome : determination of the need for follow-up kidney biopsy. Clin Exp Nephrol 2018 ; 22 : 413-419.

26) Ushijima K, et al. : Age effect on whole blood cyclosporine concentrations following oral administration in children with nephrotic syndrome. Eur J Pediatr 2012 ; 171 : 663-668.

27) 古屋実ほか：免疫抑制剤血中濃度測定試薬エクルーシス試薬シクロスポリン, エクルーシス試薬タクロリムスの基礎的性能評価. 医と薬学 2013; 70 : 961-973.

28) 塚原恒久ほか：化学発光免疫測定装置 ADVIA ケンタウルスによる血中シクロスポリン濃度測定の基礎的検討. 医と薬学 2011 ; 65 : 757-764.

29) Sasano M, et al. : Analytical performance evaluation of the Elecsys® Cyclosporine and Elecsys® Tacrolimus assays on the cobas e411 analyzer. Pract Lab Med 2017 ; 8 : 10-17.

30) Bogdanović R, et al. : Testicular function following cyclophosphamide treatment for childhood nephrotic syndrome : longterm follow-up study. Pediatr Nephrol 1990 ; 4 : 451-454.

31) Jones DP, et al. : Beneficial effect of second courses of cytotoxic therapy in children with minimal change nephrotic syndrome. Pediatr Nephrol 1988 ; 2 : 291-295.

32) Fujinaga S, et al. : Single daily high-dose mizoribine therapy for children with steroid-dependent nephrotic syndrome prior to cyclosporine administration. Pediatr Nephrol 2011 ; 26 : 479-483.

33) Dehoux L, et al. : Mycophenolate mofetil in steroid-dependent idiopathic nephrotic syndrome. Pediatr Nephrol 2016 ; 31 : 2095-2101.

34) Wang J, et al. : Evaluation of mycophenolate mofetil or tacrolimus in children with steroid sensitive but frequently relapsing or steroid-dependent nephrotic syndrome. Nephrology (Carlton) 2016 ; 21 : 21-27.

3 一般療法

A. 浮腫の管理

要 約

1. 全身浮腫に対する治療を行う際には，身体診察，血液所見，尿所見，画像診断，生理学的検査などを行い有効循環血漿量ならびに体液分布を評価する．
   ① 小児では有効循環血漿量が減少した場合は腹部症状やショックなどの循環不全症状を生じやすいが，一方で体液過剰による諸症状を見落とさないことが重要である．
   ② 有効循環血漿量の減少が疑われる場合には，FENa の低下，遠位尿細管 Na/K exchange index の上昇，低ナトリウム血症の有無，ヘマトクリット上昇などを検討する．
   ③ 有効循環血漿量の増加が疑われる場合には，画像検査(胸部 X 線，超音波など)の評価が必要である．
2. 軽度の浮腫に対しては治療が不要なことが多く，利尿薬やアルブミン製剤を安易に使用しない．
   ① 難治性で症状を伴う浮腫に対しては，体液分布を評価したうえで食塩の制限，利尿薬，アルブミン製剤を選択して使用することを検討する．
   ② 有効循環血漿量が正常または過剰な場合は，ループ利尿薬を中心とした利尿薬を使用する．またアルブミン製剤とループ利尿薬の併用はより強い利尿効果が得られるが，肺水腫などの体液量過剰の合併症に注意する．
   ③ 有効循環血漿量が低下し循環不全症状を呈する場合は，細胞外液組成輸液製剤やアルブミン製剤の静注を行う．
   ④ 薬物療法で改善が望めない浮腫や重症合併症を伴う場合は，小児腎臓病を専門とする医師にコンサルトする必要がある．
3. 浮腫の治療に食塩の制限は必要だが，水分制限は原則的には必要でない．

1 浮腫と有効循環血漿量

浮腫とは，間質に生理的な代償機能を超えて過剰な水分が貯留した状態であり，小児ネフローゼ症候群では全身性浮腫を呈する．本症の浮腫は，しばしば5% 以上の体重増加を認めるが，体液分布が異なることでその症状が異なるため注意が必要である[a,b]．

浮腫が成立する機序としては，①低アルブミン血症による血管内膠質浸透圧の低下，②遠位尿細管，集合管の epithelial sodium channel（ENaC）や Na^{+}-K^{+} ポンプ（Na^{+}-K^{+} ATPase）における Na^{+} 再吸収の増加，③毛細血管透過性の変化による体内での水分不均衡などがいわれている．これらの病態に関連し，underfilling 仮説と overfilling 仮説が提唱されている[c,d]．

underfilling 仮説とは，低アルブミン血症によって血管内膠質浸透圧が低下することで，血管内から間質へ水・Na^{+} が移動し浮腫を生じると同時に，有効循環血漿量が減少した結果，レニン・アンジオテンシン系（renin angiotensin aldosterone system：RA 系）やカテコラミン交感神経系，抗利尿ホルモンが賦活化され，二次的に腎での水・Na^{+} 再吸収が生じ，さらに浮腫を助長する仮説・病態である[c,d]．

一方 overfilling 仮説は，低アルブミン血症により血漿膠質浸透圧は正常もしくは軽度低下し，心房性の Na 利尿ペプチドの反応低下などによって，一次的な遠位尿細管や集合管での Na 再吸収亢進が有効循環血漿量を増加させ，静水圧が上昇して間質へ水が移動し浮腫を形成する仮説・病態である．この場合 RA 系やカテコラミン交感神経系には変化がない[c,d]．

小児ネフローゼ症候群では underfilling 仮説に基づく有効循環血漿量の減少が注目されてきたが，overfilling を呈している患者も多く存在し，同一患者でも経過により体液状態が様々に変化することから経時的な評価が必要である．

underfilling の症状は，初発や再発の早期に認めることが多く，小児では循環不全の症状として腹痛や下痢などの腹部症状を 20 ～ 62% に認める[1-4]．その他の症状として，頻脈，活気不良，冷汗，末梢循環不全，乏尿・無尿があり，特に急激な血清蛋白の低下は循環不全からショックを引き起こすため注意が必要である．一方 overfilling の症状は，難治性浮腫，活気不良，高血圧，腹部膨満，呼吸困難であり，特に心不全，肺水腫に注意を払う[5,6]．

また感染症（腹膜炎，敗血症，肺炎，蜂巣炎，真菌感染症）や静脈血栓症，急性腎障害などの合併症に配慮する必要がある．腹膜炎や敗血症は，発熱，腹痛，嘔吐，血圧低下，活気低下などを生じ，腎静脈や肺動脈の血栓症では肉眼的血尿や頻呼吸，呼吸障害を伴う．急性腎障害はまれであるが，有効循環血漿量減少による腎前性要因や尿細管間質浮腫，感染症，薬剤性腎障害など様々な原因で発症することが知られており注意が必要である[e,7-9]．

2 有効循環血漿量の評価と検査（表 1）[2-4,10-16]

浮腫管理を必要とする場合は，ステロイド抵抗性など重症例が多く，慎重な水分管理が求められる[a,e-g]．体液状態の把握には，症状やバイタルサイン，体重，腹囲，尿量，血液・尿生化学検査，超音波や放射線などの画像検査，生理学的検査などを総合的に評価しなければならない．

膠質浸透圧は血漿とともに間質でも低下するため，低アルブミン血症が必ずしも浮腫を増悪させるわけではない[d]．しかし underfilling では短期間に進行する低アルブミン血症は有効循環血漿量を低下させ，1.5 ～ 2.0 g/dL 以下の血清アルブミン値で循環不全症状が惹起される[2]．その際，低ナトリウム血症（$<$ 135 mEq/L），ヘモグロビン上昇（$>$ 16 g/dL）や糸球体濾

表1 有効循環血漿量の検査と評価

		underfilling	overfilling
症状		頻脈，活気不良，冷汗，末梢循環不全	活気不良，呼吸困難，心不全，肺水腫
バイタルサイン	体重	増加	増加
	腹囲	増加	増加
	血圧	正常〜低下(ショック)	正常〜上昇(高血圧)
	尿量	減少	減少
血液・尿検査	Na 分画排泄率 FENa：Fractional excretion of sodium(%)	1% 以下 進行すると 0.5% 以下	1% 以下
	遠位尿細管 Na/K exchange index(%)	60% 以上	25 〜 30%
胸部 X 線検査	心胸郭比 cardiothoracic index：CTR	低下	上昇
超音波検査	下大静脈径 inferior vena cava diameter：IVCD	低下	上昇
	下大静脈指数 inferior vena cava index：IVCI	低下	上昇
	下大静脈虚脱指数 inferior vena cava collapsibility index：IVCCI	上昇	低下

(文献 2-4，10-16 より作成)

過量低下を示すことがある[2-4,10-12]．低アルブミン血症では underfilling，overfilling ともに，腎での Na 再吸収が亢進するため Na 分画排泄率【FENa：fractional excretion of sodium(%)=[(尿中 Na 濃度 / 血中 Na 濃度)/(尿中 Cr 濃度 / 血中 Cr 濃度)]×100】は 1% 以下に低下するが，underfilling が進行した場合，FENa は 0.5% 以下と極端に低下する．また過度な underfilling の状態では，血漿アルドステロン値の上昇を反映する遠位尿細管 Na/K exchange index【遠位尿細管 Na/K exchange index(%)=[尿中 K 濃度 /(尿中 K 濃度 + 尿中 Na 濃度)]×100】が 60% 以上に上昇する(正常域 25 〜 30%)．実際に循環不全症状を呈する場合は，FENa0.2 〜 0.3%，遠位尿細管 Na/K exchange index 71 〜 86% を示していた[3,4,13]．画像検査では，胸部 X 線検査で心胸郭比(cardiothoracic index：CTR)の低下が参考となる．

一方で，overfilling の評価においては，胸部 X 線で，胸水や肺水腫の有無，CTR の拡大を確認する．また超音波検査による血管内容量の評価が有効である[10,14-16]．下大静脈径(inferior vena cava diameter：IVCD)，血行動態を反映する下大静脈指数【inferior vena cava index：IVCI =[(呼気時最大 IVC 径 mm ＋吸気時最小 IVC 径 mm)/2]/ 体表面積 m^2】，右房圧の指標である下大静脈虚脱指数【inferior vena cava collapsibility index：IVCCI =(呼気時最大 IVC 径 - 吸気時最小 IVC 径)/(呼気時最大 IVC 径)】の変化・推移を評価する．IVCI は血行動態を反映するため，overfilling では上昇する．IVCCI 50% 未満は右房圧が 10 mmHg 以上とされ，overfilling では IVCCI が低下する．

3 浮腫の薬物治療

小児ネフローゼ症候群における軽症の浮腫は原疾患の治療により改善することから，ステロイドによる原疾患の治療が優先される．しかし，浮腫が強い場合や，原疾患の治療に抵抗し体液管理が困難な場合には浮腫治療が必要となる[a,e-i]．浮腫の治療を行うときは，副作用も十分理解しておかなければならない．たとえば，有効循環血漿量が減少している状態での

表2 具体的な治療例

薬剤	用量	投与量	投与間隔（時間）	投与法	成人用量
利尿薬					
ループ利尿薬					
フロセミド	新生児	1 mg/kg/回	12 ～ 24	経口 / 静注	1 日 1 回 40 ～ 80 mg を連日または隔日経口投与
	乳児 / 小児	1 ～ 4 mg/kg/日	6 ～ 12	経口	
		1 ～ 2 mg/kg/回	6 ～ 12	静注	
		1 ～ 2 mg/kg 静注後，0.1 ～ 0.4 mg/kg/時	持続	静注	
サイアザイド系利尿薬					
トリクロルメチアジド	小児	0.04 mg/kg/回	12 ～ 24	経口	1 日 2 ～ 8 mg を 1 ～ 2 回に分割経口投与
ヒドロクロロチアジド	小児	1 ～ 2 mg/kg/日	12 ～ 24	経口	1 回 25 ～ 100 mg を 1 日 1 ～ 2 回経口投与
メフルシド	小児	3 歳 15 mg/日 7.5 歳 25 mg/日 12 歳 25 ～ 50 mg/日	12 ～ 24	経口	1 日 25 ～ 50 mg を経口投与する．この 1 日量を朝 1 回投与するか，または朝，昼の 2 回に分けて経口投与
抗アルドステロン薬，上皮細胞 Na チャネル（ENaC）阻害薬					
スピロノラクトン	早産児 ＜ 32 週	1 mg/kg/日	24	経口	1 日 50 ～ 100 mg を分割し，経口投与
	成熟児	1 ～ 2 mg/kg/日	12		
	乳児 / 小児	1 ～ 3 mg/kg/日	6 ～ 12		
カンレノ酸カリウム	小児	1 ～ 4 mg/kg/日	12 ～ 24	静注	1 回 100 ～ 200 mg を 1 日 1 ～ 2 回経静脈投与．1 日投与量として 600 mg を超えないこと．また，投与期間は原則として 2 週間を超えないこと．
トリアムテレン	小児	1 ～ 2 mg/kg/日	8 ～ 12	経口	1 日 90 ～ 200 mg を 2 ～ 3 回に分割経口投与
アルブミン製剤					
アルブミン製剤（20%，25%）	小児	0.5 ～ 1.0 g/kg/回	24	2 ～ 4 時間かけて静注	25% アルブミン製剤 50 ～ 100 mL を投与

（参考にした二次資料 m，n より作成）

利尿薬の安易な使用は underfilling を助長し，血圧低下や腎前性腎障害を引き起こす危険がある．また overfilling における不適切なアルブミン補充は肺水腫や心不全の危険を念頭に置かなければならない[6]．具体的な治療例を**表 2**[m,n]に示す．

1．利尿薬

ネフローゼ症候群の浮腫に対して利尿薬の有用性を検討した直接のエビデンスは存在しないが[h,i]，7 ～ 10% 以上の体重増加のある浮腫や持続する浮腫で overfilling が推定される場合は利尿薬が有用である．利尿薬使用は尿中 Na 排泄とともに水排泄を促すことを目的とする[g-i]．正常循環血漿量もしくはoverfillingである浮腫に対しては，ループ利尿薬，ループ利尿薬とサイアザイド系利尿薬あるいは抗アルドステロン薬との併用が有効である．ループ利尿薬(フロセミド)とサイアザイド系利尿薬[ヒドロクロロチアジド，Metolazone(日本未承認)]の併用は，フロセミド単独と比べ約50%の尿量の増加が期待できる．また，極端なunderfillingがない場合はフロセミドとスピロノラクトンの併用など，利尿薬のみでも後述のアルブミン製剤と同等の効果が示されている．さらに，利尿薬はアルブミン製剤と併用することで，水分，Na排泄を促すことができ，アルブミン製剤とフロセミド併用は，フロセミド単独治療に比べ約2倍の尿量を認めた[17-19]．

① ループ利尿薬

ループ利尿薬はネフローゼ症候群に対してもっとも有効であるとされている．ループ利尿薬はヘンレループにおけるNa再吸収の25～30%を阻害し，もっとも効果的な利尿薬である．ループ利尿薬は近位尿細管より管腔内へ排泄され，ヘンレループの太い上行脚で管腔側からNa^+-K^+-$2Cl^-$共輸送体を阻害し，Na，K，Clの排泄を増加させる．ループ利尿薬ではフロセミドがもっとも使用されており，経口投与と経静脈投与がある．経口投与の作用時間は4～6時間であり，経静脈投与は2～3時間と短い．尿量は投与量に依存して増加する．ただし，小児ではフロセミドの尿細管腔への排泄が過剰となり，利尿効果が過度になる危険がある．一方でネフローゼ症候群では腸管浮腫による吸収障害や腎機能障害により十分な効果を得られないこともある[i-l]．経静脈投与は経口投与で効果が得られない場合に用い，投与量は利尿効果が不十分であれば適宜増量し，投与量上限は成人量では正常腎機能例で1回80～120 mgとされる[m,n]．なお過度な投与は聴力障害を生じるため注意する．また持続静注投与は反復投与によるフロセミドの効果減弱を防ぎ，利尿効果を得るとともに血中濃度が高値にならない方法であり，小児の心不全治療や集中治療領域で行われてきた．フロセミド1～2 mg/kgを静注した後，0.1～0.4 mg/kg/時で持続静注する[j,k]．しかし小児ネフローゼ症候群でのエビデンスはなく，今後検討が必要である．副作用には，電解質異常，代謝性アルカローシス，腎石灰化，聴力障害がある．他のループ利尿薬トラセミド，アゾセミド，ピレタニドはいずれも心不全で用いられており，小児ネフローゼ症候群でのエビデンスはない．

また，ループ利尿薬の効果が十分に得られない場合，血中でループ利尿薬がより多くのアルブミンと結合して腎臓へ到達しやすくなるようフロセミドとアルブミンを混合して経静脈投与する治療法が行われる場合もあるが，前向きランダム化比較試験(randomized controlled trial：RCT)においてその有効性は明らかとなっていない[20,21]．

② サイアザイド系利尿薬

サイアザイド系利尿薬は遠位尿細管のサイアザイド感受性Na^+-Cl^-共輸送体(thiazide-sensitive Na^+/Cl^- cotransporter：NCCT)を阻害し，Na，Clの尿中排泄が亢進する．ネフローゼ症候群では遠位尿細管でのNa^+再吸収が亢進しているため，同部位を阻害するサイアザイド系利尿薬の効果が期待される．ループ利尿薬のみでは浮腫コントロールが困難な場合に併用するが，低カリウム血症の副作用に注意する．

③ 抗アルドステロン薬，上皮細胞Naチャネル（ENaC）阻害薬

抗アルドステロン薬およびENaC阻害薬(トリアムテレン)は，いずれもK^+排泄を抑制し，Na^+排泄が可能であることから低カリウム血症をきたさない．

抗アルドステロン薬は集合管でアルドステロンのミネラルコルチコイド受容体への結合を

阻害し，その結果上皮細胞ENaC（epithelial Na channel）によるNa^+再吸収が抑制される．高カリウム血症や女性化乳房の副作用に注意する．

一方，ENaC阻害薬は，遠位尿細管，集合管のENaCを抑制し，Na^+再吸収とK^+の排泄を抑制する．高カリウム血症や急性腎障害の副作用に注意する．

いずれも，利尿効果は少ないがK保持作用があり，低カリウム血症の防止や利尿効果の増強を目的として，ループ利尿薬やサイアザイド系利尿薬と併用する．

④ その他

この他の利尿薬としては，浸透圧利尿薬やヒト心房性ナトリウム利尿ペプチド（human atrial natriuretic peptide：hANP），トルバプタンがある．20%D-マンニトールとフロセミドの併用を腎障害のない患者に対して用い，アルブミンや利尿薬に反応がない浮腫をコントロールできたとの報告があるが，症例報告であり今後検討が必要である[22]．ネフローゼ症候群にhANPを投与した症例報告では，投与中の尿量の増加や体重の減少を報告している[23]．また，20歳以上のネフローゼ症候群に対してhANPとフロセミドとの併用で利尿効果が示されているが，小児例での効果，安全性は不明である[24]．

心不全における難治性浮腫の治療薬であるバソプレシンV_2受容体に対して拮抗的に作用するトルバプタンは，腎集合管におけるバソプレシンによる水の再吸収を阻害することで利尿作用を示す．小児の難治性特発性ネフローゼ症候群や成人のネフローゼ症候群の難治性浮腫にトルバプタンを併用した経験（適応外使用）では，尿量の増加と体重増加の改善を認めている[25,26]が，いずれも症例報告であるため，今後，臨床研究で効果を検証する必要がある．

2. アルブミン製剤

浮腫に対するアルブミン製剤単独での治療報告はなく，多くの場合利尿薬と併用されているためアルブミン製剤単独での効果は不明である．重度の浮腫の治療目的に利尿薬に加えてアルブミン製剤を投与した研究では，尿量の増加に有効とする報告もあるなかで[19,20,27,28]，アルブミン製剤併用による利尿作用の増強効果はほとんどみられないとする報告もあり[6]，その浮腫改善・利尿効果は明らかでない．微小変化型ネフローゼ症候群を後ろ向きに検討した報告では，アルブミン製剤投与症例で寛解までの期間が延長し再発も多かったとされている[29]．これに関しては，アルブミン負荷増大により足細胞傷害が惹起されることで，寛解が得られにくくなる可能性が示唆されている．アルブミン負荷によって尿蛋白を惹起させた動物モデルでは，糸球体上皮細胞の変性や足突起の消失が惹起されることが知られているため，アルブミン製剤の静注は，慎重に行う必要がある．また，ネフローゼ症候群のアルブミン製剤投与症例では，高血圧などの合併症が有意に多かったとする報告もある[29]．

アルブミン製剤の適応としては，有効循環血漿量低下によるショックあるいはその徴候がある場合，血栓症発症の危険性が高い場合，急性かつ重症の末梢性浮腫あるいは呼吸困難を伴う胸腹水を呈する場合である[a,g]．アルブミン製剤の静注は，血管内膠質浸透圧の上昇によって組織間質から血管内へ水，Naを移動させ，低血圧を是正するとともに腎血流を増加し利尿を促す．有効循環血漿量低下は蛋白尿が多い時期にみられ，感染症や下痢，利尿薬の過剰使用によっても発症しやすい．症状や体液量，体液分布でunderfillingを評価したうえで，適切に治療を行う．循環不全に対しては，第一に生理食塩液などの細胞外液組成輸液製剤10～20 mL/kgを30～60分かけて静注する．循環不全症状の改善がない場合は，輸液とともに高濃度アルブミン製剤(20%，25%)を0.5～1.0 g/kg/回で，2～4時間以上かけて静注する．

利尿薬の投与で十分な効果が得られないoverfillingの状態での難治性浮腫に，アルブミン製剤の静注および利尿薬を併用することで，水，Na排泄を増加させることができる可能性がある．しかし，overfillingの状態でのアルブミン製剤の過量投与や急速輸注は，肺水腫や心不全を引き起こすため注意が必要である．Hawsらは21名にアルブミン製剤，フロセミド静注を1～3回/日投与し平均5.4回使用した場合，70%で高血圧の合併症があり，3名に呼吸障害や心不全を合併したと報告している[6]．そのため，心拍数，血圧をモニタリングしながら高濃度アルブミン製剤を2～4時間かけて静注し，投与後にフロセミドを静注する．高度蛋白尿が持続している場合は，アルブミン製剤の効果は一時的であるため繰り返し投与することが多い[16]．

アルブミン製剤使用については重篤な合併症が発生する可能性があること，アレルギーや感染症のリスクがあること，実験動物ではあるがアルブミン製剤による直接的な腎毒性も懸念されていることに留意する必要がある．ネフローゼ症候群患者における浮腫や低蛋白血症改善に対しては原疾患の治療が優先され，アルブミン製剤の効果は一時的であるため補助療法にすぎず，症状や病態に応じて十分注意して使用すべきである．

3. 食塩・水分制限

underfilling，overfillingともに，体重増加を伴う浮腫の存在は細胞外液(血管内＋間質)中の総Na量が過剰となっていることを示している．よって，治療の本質は，Naの摂取を減らすこととNaの排泄を促進することである．したがって，浮腫を認める場合食塩の制限は必要である(p. 78「3 **一般療法**」『B．**食事療法**』参照)．

一方で，ネフローゼ症候群の浮腫に対する水分制限の有用性に関しては明確ではない．著明な浮腫を認める場合であっても，有効循環血漿量は減少していることがあるため，安易な水分制限は循環不全や血栓症の誘因となり得る．十分な食塩制限下では，厳密な水分制限は原則不要である．しかし，乏尿性の急性腎障害や利尿薬使用下で低ナトリウム血症となる場合は制限が必要となる場合もある．浮腫を増悪させないための水分制限は，食事中の水分を含む総水分量として前日尿量＋不感蒸泄量－代謝水を一つの目安とし，実際には，毎日体重を測定したうえで，慎重に体液量を評価し制限を調整することが大切である．

4. その他の治療法

利尿薬やアルブミン製剤によってコントロールができない重症浮腫では，overfillingにより肺浮腫や心不全に至ることがある．また急性腎障害の合併やショック，感染症，腎静脈血栓症，薬剤性腎障害などの病態を伴っていることも多い．したがって小児腎臓病を専門とする医師にコンサルトしたうえで集中治療管理を行う必要があり，透析療法(腹膜透析，体外循環法)を用いた治療も考慮される．急速な除水は腎前性の急性腎障害の危険性が増すことから，短時間の透析ではなく，時間あたりの除水量が多くならないよう長時間の緩徐な透析が好ましい．なお成人例では浮腫コントロールのみに対して，体外限外濾過による除水の効果が報告されているが，小児におけるエビデンスはない[7-9,30]．

参考にした二次資料

a）Indian Pediatric Nephrology Group, Indian Academy of Pediatrics, et al. : Management of steroid sensitive nephrotic syndrome : revised guidelines. Indian Pediatr 2008 ; 45 : 203-214.

b）Niaudet P, et al. : Idiopathic nephrotic syndrome in children : Clinical aspects. in Pediatric Nephrology, 6th ed, edited by Avner ED, et al., Berlin Heidelberg, Springer, 2009 : 667-702.

c）Doucet A, et al. : Molecular mechanism of edema formation in nephrotic syndrome : therapeutic implications. Pediatr Nephrol 2007 ; 22 : 1983-1990.

d）Siddall EC, et al. : The pathophysiology of edema formation in the nephrotic syndrome. Kidney Int 2012 ; 82 : 635-642.

e）Park SJ, et al. : Complications of nephrotic syndrome. Korean J Pediatr 2011 ; 54 : 322-328.

f）Debbie S, et al. : Management of Childhood Onset Nephrotic Syndrome. Pediatrics 2009 ; 124 : 747.

g）Vasudevan A, et al. : Management of edema in nephrotic syndrome. Indian Pediatr 2004 ; 41 : 787-795.

h）厚生労働省難治性疾患克服研究事業進行性腎障害に関する調査研究班　難治性ネフローゼ症候群分科会：ネフローゼ症候群診療指針．日腎会誌 2011 ; 53 : 78-122.

i）厚生労働科学研究費補助金難治性疾患等政策研究事業（難治性疾患政策研究事業）難治性腎疾患に関する調査研究班編集：エビデンスに基づくネフローゼ症候群診療ガイドライン 2017．東京，東京医学社，2017.

j）van der Vorst MM, et al. : Diuretics in pediatrics: current knowledge and future prospects. Paediatr Drugs 2006 ; 8 : 245-264.

k）Eades SK, et al. : The clinical pharmacology of loop diuretics in the pediatric patient. Pediatr Nephrol 1998 ; 12 : 603-616.

l）Prandota J : Pharmacokinetics of furosemide urinary elimination by nephrotic children. Pediatr Res 1983 ; 17 : 141-147.

m）Brater DC : Diuretic therapy. N Engl J Med 1998 ; 339 : 387-395.

n）新小児薬用量（改訂第 8 版），岡明ほか編集，東京，診断と治療社，2018.

文献

1）Vande Walle JG, et al. : Volume regulation in children with early relapse of minimal-change nephrosis with or without hypovolaemic symptoms. Lancet 1995 ; 15 : 148-152.

2）Wang SJ, et al. : Hypovolemia and hypovolemic shock in children with nephrotic syndrome. Acta Paediatr Taiwan 2000 ; 41 : 179-183.

3）Vande Walle JG, et al. : Pathophysiology of edema formation in children with nephrotic syndrome not due to minimal change disease. J Am Soc Nephrol 1999 ; 10 : 323-331.

4）Vande Walle JG, et al. : Renal sodium handling in children with nephrotic relapse: relation to hypovolaemic synptoms. Nephrol Dial Transplant 1996 ; 11 : 2202-2208.

5）Reid CJ, et al. : Nephrotic syndrome in childhood complicated by life threatening pulmonary oedema. BMJ 1996 ; 312 : 36-38.

6）Haws RM, et al. : Efficacy of albumin and diuretic therapy in children with nephrotic syndrome. Pediatrics 1993 ; 6 : 1142-1146.

7）Agarwal N, et al. : Acute renal failure in children with idiopathic nephrotic syndrome. Pediatr Nephrol 2003 ; 18 : 1289-1292.

8）Loghman-Adham M, et al. : Acute renal failure in idiopathic nephrotic syndrome. Clin Nephrol 1997 ; 47 : 76-80.

9）Sakarcan A, et al. : Reversible idiopathic acute renal failure in children with primary nephrotic syndrome. J Pediatr 1994 ; 125 : 723-727.

10）Dönmez O, et al. : Inferior vena cava indices determine volume load in minimal lesion nephrotic syndrome. Pediatr Nephrol 2001 ; 16 : 251-255.

11）Kapur G, et al. : Serum osmolal gap in patients with idiopathic nephrotic syndrome and severe edema. Pediatrics 2007 ; 119 : e1404-e1407.

12）岡村均ほか：ネフローゼ症候群の経過中にショック症状を呈した 5 症例 - ショックに至るまでの病態解析 -．日小児会誌 1982 ; 86 : 582-589.

13）Donckerwolcke RA, et al. : Distal nephron sodium-potassium exchange in children with nephrotic syndrome. Clin Nephrol 2003 ; 59 : 259-266.

14）Gurgoze MK, et al. : Role of sodium during formation of edema in children with nephrotic syndrome. Pediatr Int 2011 ; 53 : 50-56.

15）Tabel Y, et al. : Is edema in minimal change disease of childhood really hypovolemic? Int Urol Nephrol 2008 ; 40 : 757-761.

16）Bircan Z, et al. : Does albumin and furosemide therapy affect plasma volume in nephrotic children? Pediatr Nephrol 2001 ; 16 : 497-499.

17）Garin EH : A comparison of combinations of diuretics in nephrotic edema. Am J Dis Child 1987 ; 141 : 769-771.

18）Kapur G, et al. : Treatment of severe edema in children with nephrotic syndrome with diuretics alone — a prospective study. Clin J Am Soc Nephrol 2009 ; 4 : 907-913.

19）Dharmaraj R, et al. : Randomized cross-over trial comparing albumin and frusemide infusions in nephrotic syndrome. Pediatr Nephrol 2009 ; 24 : 775-782.

20）Fliser D, et al. : Coadministration of albumin and furosemide in patients with the nephrotic syndrome. Kidney Int 1999 ; 55 : 629-634.

21）Akcicek F, et al. : Diuretic effect of frusemide in patients with nephrotic syndrome: is it potentiated by intravenous albumin? BMJ 1995 ; 310 : 162-163.

22）Lewis MA, et al. : Mannitol and frusemide in the treatment of diuretic resistant oedema in nephrotic syndrome. Arch Dis Child 1999 ; 80 : 184-185.

23）Ueda K, et al. : Successful treatment of acute kidney injury in patients with idiopathic nephrotic syndrome using human atrial natriuretic Peptide. Intern Med 2014 ; 53 : 865-869.

24) Kanzaki M, et al. : The therapeutic potential of synthetic human atrial natriuretic peptide in nephrotic syndrome: a randomized controlled trial. Int J Nephrol Renovasc Dis 2012 ; 5 : 91-96.
25) Shimizu M, et al. : Tolvaptan therapy for massive edema in a patient with nephrotic syndrome. Pediatr Nephrol 2014 ; 29 : 915-917.
26) Park ES, et al. : Is tolvaptan indicated for refractory oedema in nephrotic syndrome? Nephrology 2015 ; 20 : 103-106.
27) Ghafari A, et al. : Co-administration of albumin-furosemide in patients with the nephrotic syndrome. Saudi J Kidney Dis Transpl 2011 ; 22 : 471-475.
28) Na KY, et al. : Does albumin preinfusion potentiate diuretic action of furosemide in patients with nephrotic syndrome? J Korean Med Sci 2001 ; 16 : 448-454.
29) Yoshimura A, et al. : Aggravation of minimal change nephrotic syndrome by administration of human albumin. Clin Nephrol 1992 ; 37 : 109-114.
30) Fauchald P, et al. : An evaluation of ultrafiltration as treatment of diuretic-resistant oedema in nephrotic syndrome.Acta Med Scand 1985 ; 217 : 127-131.

B. 食事療法

要 約

1. 小児ネフローゼ症候群患者に対しては，浮腫改善を目的とした食塩制限を考慮する．食塩制限の程度は，浮腫の程度と患者の食事摂取量に応じて調整する．
2. 小児ネフローゼ症候群患者に対しては原則として水分制限は行わない．
3. 腎機能が正常範囲にある小児ネフローゼ症候群患者に対しては，同年齢の健常小児の栄養所要量に準じた量のたんぱく質を摂取させる．
4. 小児ネフローゼ症候群患者に対しては，年齢に応じたエネルギー量を摂取させる．

解説

小児ネフローゼ症候群の食事療法の要点は，以下の 1 ～ 4 に集約される．

1. 食塩摂取量
2. 水分摂取量
3. たんぱく質摂取量
4. エネルギー摂取量

本項では，これらについて取り上げる．成人の食事療法と比較した場合，小児特有の留意点としては，疾患の診療と並行して患児の成長に必要な栄養摂取量を確保しなければならないことがあげられる．なお，ネフローゼ症候群に合併した脂質異常症の管理については別項（p. 87「付記 3 脂質異常症」）を参照されたい．

1. 食塩摂取量

小児ネフローゼ症候群患者に対しては，浮腫改善を目的とした食塩制限を考慮する．また，食塩制限の程度は，浮腫の程度と患者の食事摂取量に応じて調整する．

食塩制限はネフローゼに伴う浮腫に対する治療選択肢の一つであるが，食塩制限が浮腫軽減に有効とのランダム化比較試験やメタ解析などによるエビデンスはなく，病態生理からの推論と経験の蓄積，少数の観察研究に基づいたものである．さらに食塩制限が蛋白尿消失ま

表1 日本人小児の食塩，たんぱく質，エネルギー推奨量

ナトリウムの食事摂取基準(食塩相当量 g/日未満)

	男性	女性
年齢(歳)	目標量	目標量
1～2	3.0	3.5
3～5	4.0	4.5
6～7	5.0	5.5
8～9	5.5	6.0
10～11	6.5	7.0
12～14	8.0	7.0
15～17	8.5	7.0

たんぱく質の食事摂取基準(g/日)

	男性	女性
年齢(歳)	推奨量	推奨量
1～2	20	20
3～5	25	25
6～7	35	35
8～9	40	40
10～11	50	50
12～14	60	55
15～17	65	55

推定エネルギー必要量(kcal/日)

年齢(歳)	男性	女性
1～2	950	900
3～5	1,300	1,250
6～7	1,550	1,450
8～9	1,850	1,700
10～11	2,250	2,100
12～14	2,600	2,400
15～17	2,850	2,300

身体活動レベルII(ふつう)として記載

［厚生労働省：「日本人の食事摂取基準」(2015 年版)，2014．〈https://www.mhlw.go.jp/stf/shingi/0000041824.html〉より］(2019.6.20 にアクセス)

での期間を短縮したり，ステロイドなどの薬物療法への反応を高めるとのエビデンスはない．食塩制限の程度に関してもエビデンスに基づいた基準はなく，経験的には成人で Na として 2～3 g/日(食塩では 5～7.5 g/日に相当)とされることが多い[1]．わが国の慢性腎臓病に対する食事療法基準では，小児の現実的な食塩制限として，溢水や高血圧を認める例に対して，『日本人の食事摂取基準(2015 年版)』の目標量(**表1**)[2]を上限とし，患児の食事摂取量をみながら可能な範囲で制限を行うことを推奨している[3]．本ガイドライン 2020 でも，これに基づき浮腫を認める小児ネフローゼ症候群患者に対して同様の食塩制限を考慮する．

全身浮腫の機序は，腎臓からの Na 排泄障害による Na 貯留と，低アルブミン血症における血管内膠質浸透圧低下による血漿(水分)の血管外への漏出と考えられている．腎臓での

Na 貯留機序は，循環血漿量低下による二次的なレニン・アンジオテンシン系刺激による場合と，一次的な腎臓での Na 貯留機序亢進が想定される[4,5]．そのためネフローゼ症候群の浮腫に対しては食塩制限が推奨されてきた[6]．わが国の主に成人を対象としたネフローゼ症候群診療ガイドラインにおいても明確なエビデンスは存在しないとの前置きをしつつ，「食塩制限食がネフローゼ症候群患者の浮腫軽減に有効であると推測される」，と記述している[7]．

食塩制限の程度は，浮腫の程度と患者の食事摂取量に応じて調整する必要がある．小児ネフローゼ症候群ではステロイド治療開始後，2 週間以内に尿蛋白が減少し利尿期となることが多いため，軽度浮腫に対しては食塩制限を必要とする根拠は少ない．しかし，近年，食塩含量の高いスナック，ファストフード，冷凍食品などを日常的に摂取する機会も多いので，利尿期にいたるまでの浮腫が存在する時期には食塩添加量の多い食品素材などを避ける，塩，しょうゆ，ソースなどを使わないなどの工夫が望ましい．治療抵抗性で，蛋白尿ならびに高度の浮腫が持続するネフローゼ症候群に対しては，食塩制限は浮腫の管理に有用であり同時に利尿薬の有効性を高め得る．ただし，過度の食塩制限は食欲を減退させ，必要な栄養摂取の妨げとなることもあるので注意が必要である．

2. 水分摂取量

小児ネフローゼ症候群患者に対しては原則として水分制限は行わない．著明な全身浮腫，体液貯留が認められる場合であっても，有効循環血漿量は減少していることがあるため，安易な水分制限は循環不全や血栓症の誘因となり得る．的確な体液量管理の実際については，p. 70「3 一般療法」『A．浮腫の管理』を参照されたい．

3. たんぱく質摂取量

腎機能が正常範囲にある小児ネフローゼ症候群患者に対しては，同年齢の健常小児の栄養所要量に準じた量のたんぱく質を摂取させる．**表 1** にわが国のたんぱく質の食事摂取基準を示す[2]．

腎機能が低下している成人のネフローゼ症候群患者に対しては，たんぱく質制限が腎保護効果や尿蛋白減少効果を示す可能性が報告され，たんぱく質制限が推奨されることもある[8,9]．

高いエビデンスを持った研究報告が乏しい領域ではあるが，小児ネフローゼ症候群患者に対しては，寛解後は慢性的な腎機能低下が遷延する例は少ないこと，小児は成長期にあることを考慮し，たんぱく質制限を行わない．

4. エネルギー摂取量

小児ネフローゼ症候群患者に対しては，年齢に応じたエネルギー量を摂取させる．成人のネフローゼ症候群では，前述のたんぱく質制限とあわせて窒素バランスを保つためにエネルギー摂取量として 35 kcal/kg 標準体重/日が推奨されている[7]．一方でたんぱく質制限を行わない小児ネフローゼ症候群患者に対しては，必要以上のエネルギーを指示する理由はないと考えられる．反対に，過剰なエネルギー制限は心理的，身体的に望ましくなく，年齢に応じたエネルギー摂取が妥当である．

ただし，ステロイド療法によって空腹感が強まり，肥満傾向となることもあるため，過剰なエネルギー摂取とならないような食事内容の工夫を家族に教育することは重要である．

文献

1) Kodner C : Nephrotic syndrome in adults: diagnosis and management. Am Fam Physician 2009 ; 80 : 1129-1134.
2) 厚生労働省：「日本人の食事摂取基準（2015年版）」策定検討会報告書．（2019.6.20にアクセス）（https://www.mhlw.go.jp/stf/shingi/0000041824.html）
3) 日本腎臓学会編集：慢性腎臓病に対する食事療法基準2014年版．日腎会誌 2014 ; 56 : 553-599.
4) Ichikawa I, et al. : Role for intrarenal mechanisms in the impaired salt excretion of experimental nephrotic syndrome. J Clin Invest 1983 ; 71 : 91-103.
5) Doucet A, et al. : Molecular mechanism of edema formation in nephrotic syndrome: therapeutic implications. Pediatr Nephrol 2007 ; 22 : 1983-1990.
6) Vasudevan A, et al. : Management of edema in nephrotic syndrome. Indian Pediatr 2004 ; 41 : 787-795.
7) 厚生労働科学研究費補助金難治性疾患等政策研究事業（難治性疾患政策研究事業）難治性腎疾患に関する調査研究班編集：エビデンスに基づくネフローゼ症候群診療ガイドライン2017．東京，東京医学社，2017.
8) Kaysen GA, et al. : Effect of dietary protein intake on albumin homeostasis in nephrotic patients. Kidney Int 1986 ; 29 : 572-577.
9) Rosenberg ME, et al. : Glomerular and hormonal responses to dietary protein intake in human renal disease. Am J Physiol 1987 ; 253 : F1083-F1090.

C. ステロイド副作用：骨粗鬆症

要約

1. ネフローゼ症候群は骨密度の低下や圧迫骨折のリスクとなり得る．
2. ネフローゼ症候群患者には二重エネルギーX線吸収法（DXA）による骨密度測定を定期的に実施することが望ましい．
3. 小児ステロイド性骨粗鬆症に対する薬物療法については十分なエビデンスがない．
4. 小児ステロイド性骨粗鬆症の予防および治療には，ステロイドの減量あるいは中断がもっとも望ましい．

解説

1．ステロイド骨合併症

小児ネフローゼ症候群に頻用されるステロイドは，骨吸収を増加し，一方，骨形成を減少することにより平衡状態を破綻させ，骨量低下をもたらすことが知られている．ステロイド治療による骨量の減少はステロイド治療開始数か月で急激に進行し，以後徐々に低下する[a]．グルココルチコイドを服用して骨折をきたした22,846名の小児例の調査結果によると，4クール以上（1クール平均6.4日）経口ステロイドを投与された患児の骨折のリスクは，同年齢のグルココルチコイド非投与群に比して1.32倍（odds比）となることが示されている[1]．ステロイド投与が比較的短期間である小児ステロイド感受性ネフローゼ症候群患者においても，骨密度の低下や圧迫骨折には十分な注意が必要である．一方で4歳以上の小児ステロイド感受性ネフローゼ症候群患者を対象とした別の検討では，骨面積や年齢，性別，成熟度ならびに人種で補正された腰椎骨密度は，コントロール群と有意差がないことが示された[2]．ステロイド投与による骨密度の低下や圧迫骨折は原疾患との関連が大きいことを示唆する研究結果であり，小児ネフローゼ症候群患者の場合は他疾患よりもそのリスクは低いといえるかもしれない[b]．しかしこの研究は，隔日投与など，ネフローゼ症候群におけるステロイドの使用法が結果に対し好影響を与えている可能性がある点にも留意するべきである．また，骨軟化症の出現はネフローゼ症候群の病勢に依存する一方で，骨形成および代謝異常はステロイド治療の結果として生じるとの報告もある[3]．以上から，ネフローゼ症候群は骨密度の低下や圧迫骨折のリスクとなり得る．特にステロイドの累積投与量が多くなる難治性ネフローゼ症候群患者では，骨粗鬆症に対する十分な注意が必要である．

2. 骨密度の測定

ステロイド内服下における小児の脊椎圧迫骨折は，体積骨密度のZスコアで -1.8 を下回ると有意にその発症リスクが増加するとの報告があり[4]，このような例に対しては治療介入を考慮する．しかしながら小児骨粗鬆症に対する明確な診療指針は確立していない．日本骨代謝学会「ステロイド性骨粗鬆症診断基準検討小委員会」で集積された成人症例の解析結果によると，ステロイド性骨粗鬆症における骨折例と非骨折例を分離できる腰椎骨密度の cut off 値は，原発性骨粗鬆症のそれに比して約 10% 高くなることが明らかとなった[c]．つまり，ステロイド性骨粗鬆症では原発性骨粗鬆症に比べ高い骨密度で骨折することを意味しており，これはステロイドが骨密度のみならず骨質にも悪影響を与えているためであると考えられている．近年，若年層の骨密度（bone mineral density：BMD）値が組み込まれた機器が頻用され，小児ネフローゼ症候群の診療においても二重エネルギー X 線吸収法（dual-energy X-ray absorptiometry：DXA）による骨密度の評価が行われるようになってきた．小児でのステロイド性骨粗鬆症の診断や骨折リスクの評価は臨床研究の課題になっており，同一患者における骨塩低下の経時的推移や DXA による骨密度測定の成績が集積されつつある[5-7]．DXA の施行間隔などの詳細やわが国の小児のネフローゼ症候群に関するデータ蓄積など，ネフローゼ症候群の病勢と骨密度の推移は今後の検討事項である．

3. 薬物療法

ビスホスホネート製剤は，成人ステロイド性骨粗鬆症の予防と治療に有効であることがすでに明らかとなっている．しかし，小児患者においては，ステロイド投与中にビスホスホネート製剤を投与すると骨密度が有意に上昇したとの報告はあるものの，小規模で十分なエビデンスとはいいがたい[8]．そればかりでなく，骨の代謝回転を極度に抑制する結果，骨の縦方向への成長が阻害されたり[d]，また骨のリモデリングが抑制され，骨強度はむしろ低下するといった報告[1]もあるため，その投与には細心の注意が必要である．小児ネフローゼ症候群のビスホスホネート製剤の使用については，現時点では，成長に関する考慮を要さない思春期以降の小児ネフローゼ症候群患者に適応があると考えるべきである．また，腎機能障害を有する患者への投与は推奨されない．成長期を過ぎた小児ネフローゼ症候群患者に対する治療方針については「骨粗鬆症の予防と治療ガイドライン 2015 年版[e]」が参考になる．

活性型ビタミン D_3 製剤は成人領域では椎体骨折予防効果が報告されている．小児においても，再発患者を含む小児ネフローゼ症候群患者を対象としたランダム化比較試験から，ステロイド治療開始時にビタミン D とカルシウム製剤を投与すると骨密度の低下を抑制できたとの報告がある[9,10]．一方で 25（OH）D のレベルは改善させるが，骨密度に影響しないとの報告もある[11]．また小児における有効性と安全性は十分に明らかにされていない．その他，ビタミン K や選択的エストロゲン受容体調節薬（selective estrogen receptor modulator：

SERM），副甲状腺ホルモンについても同様に，小児での有効性と安全性は確立されていない．

4. ステロイドの減量・中止

小児ネフローゼ症候群患者におけるステロイド性骨粗鬆症の薬物治療については十分なエビデンスがないことから，その治療にはステロイドの減量あるいは中断が，現時点ではもっとも検討されるべき治療方法である．この点からも頻回再発型あるいはステロイド依存性ネフローゼ症候群患者に対してはステロイド以外の免疫抑制薬を積極的に導入すべきである．また，ステロイド性骨粗鬆症の予防という点においても，ステロイドの減量あるいは中断がもっとも検討されるべき予防方法と考えられる．

参考にした二次資料

a）Rosen HN : Clinical features and evaluation of glucocorticoid-induced osteoporosis. UpToDate, Literature review current through Jun 2018 : updated Oct 30, 2017.（2019.6.18 にアクセス）
（https://www.uptodate.com/contents/clinical-features-and-evaluation-of-glucocorticoid-induced-osteoporosis）

b）Leonard MB : Glucocorticoid-induced osteoporosis in children : impact of the underlying disease. Pediatrics 2007 ; 119 : S166-174.

c）Nawata H, et al. ; Subcommittee to Study Diagnostic Criteria for Glucocorticoid-Induced Osteoporosis : Guidelines on the management and treatment of glucocorticoid-induced osteoporosis of the Japanese Society for Bone and Mineral Research（2004）. J Bone Miner Metab 2005 ; 23 : 105-109.

d）Bachrach LK, et al. : Clinical review 1 : Bisphosphonate use in childhood osteoporosis. J Clin Endocrinol Metab 2009 ; 94 : 400-409.

e）骨粗鬆症の予防と治療ガイドライン作成委員会（日本骨粗鬆症学会・日本骨代謝学会・骨粗鬆症財団）編集：骨粗鬆症の予防と治療ガイドライン 2015 年版．東京，ライフサイエンス出版，2015.

文献

1）van Staa TP, et al. : Children and the risk of fractures caused by oral corticosteroids. J Bone Miner Res 2003 ; 18 : 913-918.

2）Leonard MB, et al. : Long-term, high-dose glucocorticoids and bone mineral content in childhood glucocorticoid-sensitive nephrotic syndrome. N Engl J Med 2004 ; 351 : 868-875.

3）Freundlich M, et al. : Bone histology in steroid-treated children with non-azotemic nephrotic syndrome. Pediatr Nephrol 2004 ; 19 : 400-407.

4）Reyes ML, et al. : Corticosteroid-induced osteoporosis in children : outcome after two-year follow-up, risk factors, densitometric predictive cut-off values for vertebral fractures. Clin Exp Rheumatol : 2007 ; 25 : 329-335.

5）Aceto G, et al. : Bone health in children and adolescents with steroid-sensitive nephrotic syndrome assessed by DXA and QUS. Pediatr Nephrol 2014 ; 29 : 2147-2155.

6）Ribeiro D, et al. : Effect of glucocorticoids on growth and bone mineral density in children with nephrotic syndrome. Eur J Pediatr 2015 ; 174 : 911-917.

7）Moon RJ, et al. : Children with nephrotic syndrome have greater bone area but similar volumetric bone mineral density to healthy controls. Bone 2014 ; 58 : 108-113.

8）Rudge S, et al. : Effects of once-weekly oral alendronate on bone in children on glucocorticoid treatment. Rheumatology（Oxford） 2005 ; 44 : 813-818.

9）Bak M, et al. : Prophylactic calcium and vitamin D treatments in steroid-treated children with nephrotic syndrome. Pediatr Nephrol 2006 ; 21 : 350-354.

10）Choudhary S, et al. : Calcium and vitamin D for osteoprotection in children with new-onset nephrotic syndrome treated with steroids: a prospective, randomized, controlled, interventional study. Pediatr Nephrol 2014 ; 29 : 1025-1032.

11）Banerjee S, et al. : The effect of vitamin D and calcium supplementation in pediatric steroid-sensitive nephrotic syndrome. Pediatr Nephrol 2017 ; 32 : 2063-2070.

D. ステロイド副作用：成長障害

要 約

- ステロイドの隔日投与は成長障害(低身長)のリスクを軽減させる.

解説

小児ネフローゼ症候群においてステロイドによる成長障害は，長期的な観点からステロイド治療のもっとも重要な副作用である．身長の増加は，骨の長軸方向への内軟骨性骨化による．ステロイドは，直接骨端成長軟骨板に作用して骨軟骨細胞の成熟肥大化を抑制することで内軟骨性骨化を阻害し成長障害を引き起こす．また，ステロイドは成長ホルモン(growth hormone：GH)分泌やインスリン様成長因子1(insulin-like growth factor-1：IGF-1)などの骨端成長軟骨板での働きを抑制し成長障害をきたすとされる．

ステロイドの連日投与により成長障害をきたすことは明らかだが，腎疾患や腎移植患者でステロイドが連日投与されていた患者が，隔日投与に変更されることで，成長が加速されて成長障害が改善することが報告されている[1,2]．腎移植後のステロイド投与に関する検討が中心であるものの，成長障害に対してはステロイドの隔日投与がその軽減に有効であると報告されている[2-5]．ステロイドの隔日投与法は，1970年当初より小児腎疾患において成長障害だけでなく他のステロイド合併症の軽減にも有用な投与法として研究がなされてきた[6]．しかしその有用性は成長障害を軽減する以外には明確ではない．ステロイド隔日投与による成長障害軽減効果はすべての患者にみられるわけではないが[7]，腎移植患者にステロイドを連日投与した場合と比較して隔日投与した場合に有意に成長障害を改善した研究報告や[2]，連日投与との比較試験はされていないが，ネフローゼ症候群患者だけでなく若年性特発性関節炎などの腎疾患以外の患者でも隔日投与で成長障害に至らなかった報告がみられる[8]．以上から小児のネフローゼ症候群において，ステロイドの隔日投与は成長障害軽減に有用であると考えられる．一方で，成人のネフローゼ症候群において，ステロイドの連日投与に比して隔日投与の副作用軽減の有効性は明らかではない．そのため，成人年齢に達した場合や成長が終了した場合(目安として男児17歳，女児15歳)は，連日投与も可能である[a]．

小児ネフローゼ症候群で成長障害に至るステロイドの投与量の目安に関しては，連日または隔日投与0.75 mg/kg/日*以上で有意に成長障害をきたすとする報告がある[9]．また，喘息やネフローゼ症候群患者にプレドニゾロンを3年以上投与し成長障害をきたした患者で年間成長率を検討した研究において，プレドニゾロンの連日または隔日投与0.35 mg/kg/日*以上の投与を継続した成長障害患者では成長ホルモンを投与しても成長率が改善しなかったとする報告がある[10]．最近の小児ネフローゼ症候群に関する報告では，プレドニゾロンを隔日投与で行った場合，0.4 mg/kg/日*以上のステロイドの使用，特に長期のステロイド治療例では隔日投与で0.2 mg/kg/日*以上でも成長に影響すると報告している[11]．以上から，ステロイドの投与量が少量でも投与期間に依存して成長障害を惹起することから，長期間のステロイド投与が必要な小児ネフローゼ症候群患者には，シクロスポリンなどの免疫抑制薬を使用することによりステロイドの減量・中止につとめ成長障害を回避する必要がある[b]．

ネフローゼ症候群の治療としてステロイド隔日投与は，ステロイド合併症の軽減に有効である．KDIGO ガイドライン，コクランレビューなどを含め多くのガイドラインでもステロイド隔日投与を治療の骨格としており，小児腎疾患においては寛解導入後のステロイド減量には隔日投与で行うことが原則となっている[b,c]．

＊：隔日投与の場合は，1 日あたりの投与量に換算される．

参考にした二次資料

a) 厚生労働科学研究費補助金難治性疾患等政策研究事業（難治性疾患政策研究事業）難治性腎疾患に関する調査研究班編集：エビデンスに基づくネフローゼ症候群診療ガイドライン 2017．東京，東京医学社，2017．

b) Niaudet P : Treatment of idiopathic nephrotic syndrome in children. UpToDate, Literature review current through Dec 2017: updated Oct 24, 2017.（2019.6.18 にアクセス）
（https://www.uptodate.com/contents/treatment-of-idiopathic-nephrotic-syndrome-in-children）

c) Hahn D, et al. : Corticosteroid therapy for nephrotic syndrome in children. Cochrane Database Syst Rev 2015 ;（3）: CD001533.

文献

1) Kaiser BA, et al. : Growth after conversion to alternate-day corticosteroids in children with renal transplants : a single-center study. Pediatr Nephrol 1994 ; 8 : 320-325.

2) Broyer M, et al. : Growth rate in children receiving alternate-day corticosteroid treatment after kidney transplantation. J Pediatr 1992; 120:721-725.

3) Guest G, et al. : Growth after renal transplantation: correlation with immunosuppressive therapy. Pediatr Nephrol 1991 ; 5 : 143-146.

4) Hokken-Koelega AC, et al. : Growth after renal transplantation in prepubertal children : impact of various treatment modalities. Pediatr Res 1994 ; 35 : 367-371.

5) Jabs K, et al. : Alternate-day steroid dosing improves growth without adversely affecting graft survival or long-term graft function. A report of the North American Pediatric Renal Transplant Cooperative Study. Transplantation 1996 ; 61 : 31-36.

6) Yamashita F, et al. : Evaluation of alternate-day steroid therapy for nephrotic syndrome in childhood by cross-over study. Kurume Med J 1971 ; 18 : 153-160.

7) Avioli LV : Glucocorticoid effects on statural growth. Br J Rheumatol 1993 ; 32 : 27-30.

8) Kimura Y, et al. : High dose, alternate day corticosteroids for systemic onset juvenile rheumatoid arthritis. J Rheumatol 2000 ; 27 : 2018-2024.

9) Simmonds J, et al. : Long-term steroid treatment and growth : a study in steroid-dependent nephrotic syndrome. Arch Dis Child 2010 ; 95 : 146-149.

10) Rivkees SA, et al. : Prednisone dose limitation of growth hormone treatment of steroid-induced growth failure. J Pediatr 1994 ; 125 : 322-325.

11) Ribeiro D, et al. : Effect of glucocorticoids on growth and bone mineral density in children with nephrotic syndrome. Eur J Pediatr 2015 ; 174 : 911-917.

E. ステロイド副作用：眼科合併症

要 約

1. ステロイド投与中の眼科の定期受診は，ステロイド白内障を早期の段階で発見し，その進行リスクを抑制する．
2. ステロイド開始後の眼科の早期受診は，ステロイド緑内障のリスクを軽減する．

解説

ステロイドによる主要な眼合併症は，白内障と緑内障である．眼科を早期受診することによって白内障や緑内障のリスクを軽減するかは明らかにされていない．しかし，腎疾患を含むステロイド使用症例の検討から，ステロイド使用小児腎臓病患者の約 10 ～ 56% が白内障を呈するとされる[1-7]．一方，緑内障に関してはほとんど眼圧の上昇を見ないとする報告[5,6]から約 20 ～ 30% とする報告[3,6,8]が存在するが，これは受診時期によるばらつきなどの影響があると思われる．

1. 白内障

ステロイド白内障は，後嚢下白内障を呈することが多い．ステロイドに対する患者の感受性が関係する可能性も指摘されているが[1]，Kobayashi らの横断研究，Hayasaka らや Agrawal らのコホート研究では累積投与量の多さと投与期間の長さは白内障の形成率に関係すると報告されている[2-4]．一般に，プレドニゾロン 10 mg/日以上の使用や 1 年以上の長期投与になると発症率が高くなる[a]．白内障の治療に関して，数種類の点眼薬が存在するが，点眼薬の臨床試験にはランダム化比較試験が極めて少なく，今後エビデンスの集積が待たれる．ステロイド長期大量投与患者では，水晶体混濁の進行に伴う視力の低下により手術が行われる．したがって，白内障に関しては，ステロイド投与開始後早期の眼科受診をすすめる明らかな根拠はないが，定期的に眼科を受診することで白内障の合併と進行状況を早期の段階で把握し，ステロイドや免疫抑制薬の使用方法を検討することが可能である．

2. 緑内障

ステロイド緑内障は，ステロイドの投与により眼圧が上昇することにより生ずるが，放置すると視神経が障害され視力・視野障害をきたす．高用量のステロイドを投与開始された場合，早期に眼圧が上昇することがあり，一般にはステロイド減量・中止とともに眼圧は低下する[3]．しかし，ステロイド投与中に両眼圧上昇を認め，高眼圧症の点眼薬による治療が行われステロイドが減量中止された後も眼圧上昇が遷延し線維柱帯切除術が施行された症例の報告もあり注意が必要である[3]．高眼圧症は早期発見により眼圧亢進を点眼薬などにより改善することが可能であること，高眼圧症の持続を回避することで視神経障害の進行を阻止し得ることから，早期の眼科受診が望ましい．

ステロイド治療を開始して眼科的精査を行うまでの期間に関してどれくらいが適切であるか明らかなコンセンサスはない．Kawaguchi らの報告では，標準的なステロイド治療が行われた初発ネフローゼ症候群において，2 週間以内に 30.8% の高眼圧症を生じ，点眼薬による治療の介入がされている[8]．一般にステロイド治療開始後，浮腫が軽減し全身状態が安定した段階で早期に眼科を受診させることが望ましい．ステロイド性高眼圧症の既往があるネフローゼ症候群再発症例，特にステロイドパルス療法などのステロイド大量投与が必要な症例では，早期に眼圧測定するなどの対応が必要である．また，ステロイド使用中は眼痛や頭痛，視力低下など緑内障の症状を示す場合には，往診を依頼するなど眼科への紹介が必要である．

参考にした二次資料

a) Saag KG, et al. : Major side effects of systemic glucocorticoids. UpToDate, Literature review current through Jun 2018: updated Mar 12, 2018.（2019.6.18 にアクセス）
（https://www.uptodate.com/contents/major-side-effects-of-systemic-glucocorticoids）

文献

1) Limaye SR, et al. : Relationship of steroid dose to degree of posterior subcapsular cataracts in nephrotic syndrome. Ann Ophthalmol 1988 ; 20 : 225-227.

2) Kobayashi Y, et al. : Posterior subcapsular cataract in nephrotic children receiving steroid therapy. Am J Dis Child 1974 ; 128 : 671-673.

3) Hayasaka Y, et al. : Ocular findings in Japanese children with nephrotic syndrome receiving prolonged corticosteroid therapy. Ophthalmologica 2006 ; 220 : 181-185.

4) Agrawal V, et al. : Study on steroid induced ocular findings in children with nephrotic syndrome. J Clin Diagn Res 2017 ; 11 : SC05-SC06.

5) Kaye LD, et al. : Ocular implications of long-term prednisone therapy in children. J Pediatr Ophthalmol Strabismus 1993 ; 30 : 142-144.

6) Ng JS, et al. : Ocular complications of paediatric patients with nephrotic syndrome. Clin Exp Ophthalmol 2001 ; 29 : 239-243.

7) Gaur S, et al. : Ocular complications in children with nephrotic syndrome on long term oral steroids. Indian J Pediatr 2014 ; 81 : 680-683.

8) Kawaguchi E, et al. : Early and frequent development of ocular hypertension in children with nephrotic syndrome. Pediatr Nephrol 2014 ; 29 : 2165-2171.

付記3 脂質異常症

脂質異常症はネフローゼ症候群における主要徴候の一つであり，特に高コレステロール血症の合併は明らかである．その発症機序として，低アルブミン血症により肝臓でのリポ蛋白，特に低比重リポ蛋白(low density lipoprotein：LDL)，超低比重リポ蛋白(very low density lipoprotein：VLDL)の合成が亢進することにより，総コレステロール，トリグリセリド，LDL コレステロール，リポ蛋白などが上昇する[1]．トリグリセリドが高度に上昇するネフローゼ症候群は，コレステロールの高値を中心に認める例よりも高度蛋白尿を呈するとされており[2]，VLDL を分解するリポ蛋白分解酵素(lipoprotein lipase：LPL)の尿中漏出による代謝異常が影響するとされる[3]．また，LDL レセプター発現の減少による LDL の分解低下も関与している[4]．

ネフローゼ症候群発症に関与するとされる血中循環因子の一つである Angptl4(angiotensin-like 4)が脂質異常症の病態にも関与していることが報告された．Angptl4 はアンジオポエチンと機能的・構造的共通点を有する分泌型糖タンパク質であり，血中アルブミンの低下により増加する．低アルブミン血症をきたすネフローゼ症候群では，遊離脂肪酸(free fatty acid：FFA)のアルブミンに対する結合比率が高まり，増加した Angptl4 が糸球体内皮細胞インテグリン αvβ5 との相互作用により蛋白尿を改善させるのと同時に，LPL の活性を抑制することにより，骨格筋，心臓，そして脂肪組織への FFA の取り込みを低下させ，高トリグリセリド血症をきたすとされる[5]．

ネフローゼ症候群における脂質異常症は，多くの場合，原疾患の改善とともに解消されるが，難治性ネフローゼ症候群では長期にわたることも多く，寛解期間の遅延や腎糸球体，尿細管障害の増悪にも関与する．糸球体障害では，血中に増加した LDL，特に酸化 LDL はこれらに対するスカベンジャーレセプターを有するメサンギウム細胞に取り込まれ，泡沫細胞を形成する．それらに誘導されたマクロファージなどの炎症細胞から TGF-β(transforming growth factor-β)，TNF-α(tumor necrosis factor)，PAI-1(plasminogen activator inhibitor-1)，IL-6(interleukin-6)などが産生されることによる．一方，尿細管では，脂肪酸と結合したアルブミンが，大量の脂肪尿として尿中に漏出され，再吸収された尿細管細胞に蓄積された結果，細胞変性をきたす．さらに，脂肪酸による酸化ストレスの増強が炎症性サイトカインなどの産生に関与し，尿細管間質障害につながる[6,7]．こうした背景から，脂質異常を急速に改善させるLDL吸着療法（LDL-A）は腎保護作用とともに，難治性ネフローゼ症候群への有効性が報告されている[7]．わが国では，小児11名に対する前向き研究において，4名は反応なく末期腎不全に至ったが，5名が完全寛解，2名が不完全寛解（うち1名は後に末期腎不全）と報告されており，ステロイドや免疫抑制薬が無効であった巣状分節性糸球体硬化症による難治性ネフローゼ症候群例に対する蛋白尿改善効果を示唆される[8]．

成人に比し，小児では生活習慣病としての脂質異常症を伴うことは少ないが，前述のように原疾患によっては長期間にわたって脂質異常症の環境下におかれることになる．ステロイド抵抗性ネフローゼ症候群患児では，潜在性の心血管病変の合併を認め，そのリスク因子として高LDLコレステロール血症があげられている[9]．成人期に移行する小児期発症ネフローゼ症候群の症例が増加傾向にある現在，急性期を過ぎても長期的な脂質管理が必要と考えられる．

付記文献

1) Vaziri ND : Molecular mechanisms of lipid disorders in nephrotic syndrome. Kidney Int 2003 ; 63 : 1964-1976.

2) Vega GL, et al. : Metabolism of low density lipoproteins in nephrotic dyslipidemia : comparison of hypercholesterolemia alone and combined hyperlipidemia. Kidney Int 1995 ; 47 : 579-586.

3) Warwick GL, et al. : Metabolism of apolipoprotein B-containing lipoproteins in subjects with nephrotic-range proteinuria. Kidney Int 1991 ; 40 : 129-138.

4) Marsh JB : Lipoprotein metabolism in the nephrotic syndrome. Front Biosci 2002 ; 7 : e326-e338.

5) Clement LC, et al. : Circulating angiopoietin-like 4 links proteinuria with hypertriglyceridemia in nephrotic syndrome. Nat Med 2014 ; 20 : 37-46.

6) Ong AC, et al. : Tubular lipidosis: epiphenomenon or pathogenetic lesion in human renal disease? Kidney Int 1994 ; 45 : 753-762.

7) Muso E : Beneficial effect of LDL-apheresis in refractory nephrotic syndrome. Clin Exp Nephrol 2014 ; 18 : 286-290.

8) Hattori M, et al. : A combined low-density lipoprotein apheresis and prednisone therapy for steroid-resistant primary focal segmental glomerulosclerosis in children. Am J Kidney Dis 2003 ; 42 : 1121-1130.

9) Candan C, et al. : Subclinical cardiovascular disease and its association with risk factors in children with steroid-resistant nephrotic syndrome. Pediatr Nephrol 2014 ; 29 : 95-102.

付記4 血栓症

ネフローゼ症候群に合併する血栓症の頻度は，報告によってばらつきがあるものの，小児では約3％とされ[1-5]，成人の約25％[2,3]に比べて少ない．しかし，潜在的にはさらに多い可能性が指摘されており[2,4,5]，小児においても注意すべき合併症である．特に12歳以上の年長児がハイリスクとされている[1-4]．動脈血栓症の報告もあるが，静脈血栓症のほうが多く，深部静脈血栓症，脳静脈血栓症，肺塞栓症が大多数を占めている[2,5]．組織型では膜性腎症に多いとされているが，その理由は明らかになっておらず，そもそも小児では稀なタイプである[2-5]．治療反応性でみるとステロイド抵抗性，頻回再発型・ステロイド依存性が一般的である[2,5]．発症時期はネフローゼ診断後3か月以内で[1-4]，再発時に多いが，寛解期にもみられることに注意したい[5]．

ネフローゼ症候群における血栓形成の機序として，血小板数の増加，血小板凝集能の亢進，アンチトロンビンⅢなど抗凝固因子の尿中漏出，フィブリノーゲンなど凝固因子の生合成亢進などが知られている[1-4]．前二者は動脈血栓の要因となり，後二者は静脈血栓の要因となる．全身浮腫（アナザルカ）による長期臥床，血液濃縮，高度蛋白尿，感染，血管内カテーテル留置，遺伝的な凝固異常の背景は，血栓傾向を加速させることから注意が必要である[1-4]．血栓症の一部は無症状のこともあるため[1,2,4,5]，絶対安静を避けるなどリスク因子に注意を払いながら，定期的に凝固能を含めて評価していくことが現実的であろう．血清アルブミン＜2 g/dL，フィブリノーゲン＞600 mg/dL，アンチトロンビンⅢ＜70％では[1]，血栓の存在に注意して慎重に経過観察を行う．

血栓症予防のエビデンスは少なく，「エビデンスに基づくネフローゼ症候群診療ガイドライン2017」でも「ネフローゼ症候群の血栓予防のために抗凝固薬を投与することを提案する（推奨グレード2C）」と弱い推奨であり，「抗凝固薬による血栓症の予防効果を示すエビデンスは乏しいが，リスクに応じて予防投与を検討する」と述べられている[6]．血栓を発見次第，ネフローゼ以外の血栓症と同様に治療を行う．静脈血栓症ではヘパリンをAPTT 60～85秒目標で投与した後，ワルファリンをPT-INR 2～3目標に投与することが提案されている[4]．

付記文献

1）Niaudet P, et al. : Idiopathic nephrotic syndrome in children : Clinical aspects. in Pediatric Nephrology, 7th ed, edited by Avner ED, et al., Berlin Heidelberg, Springer, 2016 : 839-882.

2）Kerlin BA, et al. : Epidemiology and risk factors for thromboembolic complications of childhood nephrotic syndrome: a Midwest Pediatric Nephrology Consortium（MWPNC）Study. J Pediatr 2009 ; 155 : 105-110.

3）Kerlin BA, et al. : Epidemiology and pathophysiology of nephrotic syndrome-associated thromboembolic disease. Clin J Am Soc Nephrol 2012 ; 7 : 513-520.

4）Kerlin BA, et al. : Venous thromboembolism in pediatric nephrotic syndrome. Pediatr Nephrol 2014 ; 29 : 989-997.

5）Suri D, et al. : Thromboembolic complications in childhood nephrotic syndrome: a clinical profile. Clin Exp Nephrol 2014 ; 18 : 803-813.

6）厚生労働科学研究費補助金難治性疾患等政策研究事業（難治性疾患政策研究事業）難治性腎疾患に関する調査研究班編集：エビデンスに基づくネフローゼ症候群診療ガイドライン 2017．東京，東京医学社，2017.

付記 5 高血圧

ネフローゼ症候群では高血圧を合併することがしばしばある．その原因は病期あるいは病状をもとに整理すると理解しやすい．第一に病初期，つまり治療開始から寛解までに高血圧を呈した場合である．このときはまず有効循環血漿量の変化に伴う高血圧を考える必要がある．小児特発性ネフローゼ症候群では，underfilling 仮説に注目されることが多いが，実際には，overfilling を呈している小児患者は決して少なくない．詳細は別項(p. 70「3 一般療法」『A．浮腫の管理』)に譲る．次に，寛解直前からプレドニゾロン終了前後までに生じた高血圧の場合である．この時期はプレドニゾロンの副作用をまず考えるべきであろう．ただしプレドニゾロンを内服しているからといってその副作用と決めつけることはよくない．ステロイドの副作用として高血圧はよく知られているが，グルココルチコイドが血圧を上昇させるメカニズムはまだ詳細には解明されていない点に留意すべきである．少量のプレドニゾロンを内服中に発見された高血圧の多くは，その副作用でなく本態性高血圧症と考えるべきだとする成人の報告もみられる[1)]．

頻回再発型・ステロイド依存性ネフローゼ症候群やステロイド抵抗性ネフローゼ症候群の患児に生じた高血圧ではシクロスポリンなどのカルシニューリン阻害薬にも注目すべきである．カルシニューリン阻害薬は血管収縮や交感神経系の賦活化に関与することで高血圧をもたらす．用量依存性であるため，頻回再発型・ステロイド依存性の初期やステロイド抵抗性の患児ではより注意が必要である．また投薬量を調整している時期では，血中濃度が急激に上昇しないように十分配慮する．急峻な血圧上昇は可逆性後頭葉白質脳症(PRES)発症のリスクである．高血圧を呈しても，ネフローゼ症候群自体の病勢からカルシニューリン阻害薬を中止できないことも多いため，カルシウム拮抗薬などの降圧薬を併用して血圧コントロールを図る必要がある．ステロイド抵抗性の場合は，尿蛋白減少効果もあわせて期待し，リシノプリルなどのRA 系阻害薬を投与するのも一考であろう．降圧薬を併用する場合は薬物代謝に留意する．カルシニューリン阻害薬やニフェジピンなどのカルシウム拮抗薬はいずれも CYP3A4 により代謝を受ける．

無投薬で経過観察中の寛解期における血圧の報告は少ないが，この時期でも高血圧を呈する患児が少なからずみられる．頻回のステロイド投与による心筋肥大や脂質異常症，あるいはカルシニューリン阻害薬の長期使用による血管内皮障害は投薬中止後も高血圧の原因となり得る．

最後に，初発(発症)時の高血圧はどうだろうか．小児特発性ネフローゼ症候群の初発時に高血圧を呈することは極めて珍しく，この場合は慢性糸球体腎炎のネフローゼ発症や急性腎障害の合併も鑑別に入れたほうがよい．特発性ネフローゼ症候群であったとしても，巣状分節性糸球体硬化症など，ステロイド抵抗性を呈しやすい組織である可能性がある[2)]．発症時に高血圧を呈したネフローゼ症候群は治療前に腎生検をすることも考慮に入れる．

付記文献

1) Jackson SH, et al. : Does long-term low-dose corticosteroid therapy cause hypertension? Clin Sci (Lond) 1981 ; 61 : 381s-383s.

2) International Study of Kidney Disease in Children : Nephrotic syndrome in children : prediction of histopathology from clinical and laboratory characteristics at time of diagnosis. A report of the International Study of Kidney Disease in Children. Kidney Int 1978 ; 13 : 159-165.

F. 予防接種と感染予防

要　約

- 不活化ワクチン接種は可能であるがステロイドや免疫抑制薬，リツキシマブの投与状況により抗体価獲得に影響があるため接種時期を考慮する．
- 生ワクチン接種は，ステロイド内服中の水痘ワクチン接種以外は，禁忌となっている．現在，免疫抑制薬内服中の接種の可能性について様々な検討がされている．
- 一定の条件を満たすネフローゼ患者が水痘患者と接触した際には予防対策を行う．
- リツキシマブ投与後のニューモシスチス肺炎予防のためのST合剤使用は，現時点では悪性リンパ腫治療時の推奨に準じている．

解説

ネフローゼ症候群の患者は①血清 IgG・IgA の低下[1)]，②特異的抗体産生低下[2)]，③ factor B や factor D の減少[3-5)]，④ステロイド，免疫抑制薬，リツキシマブの使用により二次性の免疫不全状態であり感染症に罹患しやすく，重症化しやすい．薬剤の使用の有無にかかわらずネフローゼ状態であることが感染のリスクになる．ステロイドが本症に使用される以前の小児特発性ネフローゼ症候群患者の 1 年間の死亡率は約 20% であった．その多くは細菌感染によるもので，ステロイドが本症の治療に導入されて以降，低ガンマグロブリン血症（低 IgG 血症）や浮腫の状態から速やかに離脱可能となったため，感染症による死亡率は大幅に減少している[6,7)]．

ステロイド依存例や抵抗例では，長期の低ガンマグロブリン血症やステロイドの長期内服が余儀なくされ，免疫抑制薬やリツキシマブが併用されている場合も多い．このような症例では，依然として免疫不全状態と考えられ，感染症の罹患による重症化のリスクが高い．したがって，ネフローゼ症候群患者に対する感染症予防は重要な管理課題である．そのためには患者や患者同居者と適切なワクチン接種に関する情報を共有し[8)]，可能な限り予防接種を行うことが望ましい．

また，平成 25 年 1 月に予防接種法が一部改正され，予防接種対象年齢期間にネフローゼ症候群が理由でワクチン接種ができなかった場合でも，接種可能な状態になった時点から 2 年以内であれば，定期予防接種として公費負担で接種可能となった．

1 小児特発性ネフローゼ症候群患者に対するワクチン

1. 小児特発性ネフローゼ症候群患者に対する不活化ワクチン

不活化ワクチンについては，ステロイドや免疫抑制薬内服中の患者であっても有効かつ安全に接種可能と考えられる[a,b,9-14)]．ただし，抗体獲得率や抗体獲得後の持続時間については，接種ワクチンの種類，内服薬の種類や用量により異なることも含め，以下の点に留意する必要がある．

i) 高用量(プレドニゾロン換算2 mg/kg/日以上または体重10 kg以上の患者であれば20 mg/日以上)のステロイドを使用されている場合,抗体産生を妨げる恐れがある[b].

ii) リツキシマブ投与時の不活化ワクチン接種は,リツキシマブ最終投与の最低6か月後よりワクチン接種は可能であるが免疫学的評価を行ってからがよい[b].

iii) 免疫抑制薬を開始する際には,可能であれば開始2週間前に接種しておく[b].

小児特発性ネフローゼ症候群患者にみられる細菌感染症のなかで,肺炎球菌が起炎菌となる頻度が最も高い.さらにネフローゼ症候群では,著明に腹水が貯留するため腹膜炎となることがあり,腹膜炎の起炎菌としても肺炎球菌感染が多く次いで大腸菌となる[15].感染症は小児特発性ネフローゼ症候群の重要な死亡要因である[2-4]ため,米国Centers for Disease Control and Prevention(CDC)やKDIGOガイドラインでは,小児特発性ネフローゼ症候群患者への7価または23価の肺炎球菌ワクチン接種や,毎年のインフルエンザワクチンの接種を推奨している[a].小児特発性ネフローゼ症候群患者に対する7価,23価肺炎球菌ワクチンはともに有効性が報告されているが,特に23価肺炎球菌ワクチンについては,60 mg/m^2/日の高用量のプレドニゾロン投与下であっても,低用量隔日投与中の患者とそん色のない効果が得られ,またネフローゼの再発リスクを増加させないことが報告されている[10,11].

近年,肺炎球菌ワクチン導入後の肺炎球菌感染症は血清型置換(serotype replacement)を認めており,今後ネフローゼ症候群のような免疫低下疾患では,13価ワクチンでカバーできない型への対策として23価ワクチンの接種を年齢によっては検討しなければならない.23価ワクチンは多糖体ワクチンであるため接種適応が2歳以上であることやその効果持続期間が7価ワクチンと比べ短く,特に高齢者を含め低免疫状態の患者には約5年ごとの追加接種となることには注意が必要である.

2. 小児特発性ネフローゼ症候群患者に対する生ワクチン

免疫抑制薬内服中の患者に対する生ワクチンは,有効性,安全性とも明確なエビデンスは存在しない.米国小児科学会(American Academy of Pediatrics:AAP)は高用量ステロイド使用でなければ生ワクチンは使用可能としているが,わが国ではステロイド使用中の水痘以外の生ワクチン接種は禁忌となっている.また,免疫抑制薬については添付文書では生ワクチンの接種は禁忌とされており,原則として接種すべきではなく,免疫抑制薬を中止後3か月以上経過してからの接種が望ましい[b].水痘に関してはツベルクリン反応陽性などの細胞免疫能遅延型皮膚過敏反応テストを確かめた後の接種がよい.水痘以外の生ワクチンにおいて,免疫抑制薬内服中でも細胞性/液性免疫異常がなければ弱毒生ワクチンは有効で安全との報告があり[16]状況により接種を考慮する.加えて,患者の臨床経過や感染症の流行状況,あるいはステロイド抵抗性ネフローゼ症候群で進行性腎機能障害により移植や透析導入の可能性がある患者など,ワクチン接種による有益性が不利益を上回ると考えられる場合には接種を考慮する.

さらに,ステロイドや免疫抑制薬による治療中の低免疫状態の患者は水痘への罹患および罹患時の重症化のリスクが高いことが知られており[17],低用量のステロイドに対する水痘の予防接種に関する効果と安全性についての報告などを受け,欧米の各種ガイドラインでは高用量のステロイド[プレドニゾロン換算2 mg/kg/日(最高量20 mg/日)以上]使用でなければ接種を推奨している[a,b,18]．わが国でも生ワクチンのなかで水痘ワクチンのみ添付文書における接種対象者の記載が異なり，薬剤などによる続発性免疫不全が疑われる場合には，①「細胞免疫能遅延型皮膚過敏反応テスト等で確かめた後に接種を行う」，②「接種後2週間以内に治療等により末梢血リンパ球数の減少あるいは免疫機能の低下が予想される場合は接種を避ける」ようにする，と記載されている．

この他未接種のワクチンに関して米国小児科学会(AAP)では，高用量プレドニゾロン投与14日間未満の投与であれば終了2週間後以降に，14日間以上の投与であれば終了4週間後以降に生ワクチンを接種することが推奨されている[b]．

リツキシマブ投与患者においては，不活化ワクチンと同様にリツキシマブ投与6か月未満の生ワクチン接種は控え，その後は免疫学的評価を行ってからの接種が推奨されている[b]．

2 感染対策

1. リツキシマブ使用患者

リツキシマブに関する感染合併症の報告はリンパ腫に対する治療からの報告が多い．しかし，リンパ腫の治療は他の抗がん剤も併用するR-CHOP療法が主であり，小児特発性ネフローゼ症候群に単独で使用するリツキシマブと比較するのには注意が必要である．小児期発症の難治性ネフローゼ症候群を対象としたわが国の第III相試験の結果では，有害事象共通用語規準(common terminology criteria for adverse events：CTCAE)でgrade3以上の感染症が54例中5例(蜂巣炎2例，胃腸炎2例，歯肉感染1例)であり進行性多巣性白質脳症(progressive multifocal leukoencephalopathy：PML)やB型肝炎の劇症化，間質性肺炎は認めなかった．好中球減少症は6例(11.1%)に認めており，過去には発熱性好中球減少症(febrile neutropenia：FN)を投与終了後8か月で認めた報告もありリツキシマブ投与後も定期的な観察が重要である．

また2018年7月に難治性ネフローゼ症候群患者を対象としたリツキシマブ使用成績調査(全例調査)中間報告が公表されており，成人発症も含めた適応外使用の患者データも含まれていることをふまえ参照いただきたい．

ニューモシスチス肺炎に関しては，わが国で3歳のステロイド抵抗性ネフローゼ症候群患者でリツキシマブ使用後にニューモシスチス肺炎を認めた報告がある[19]．リンパ腫にリツキシマブを併用した化学療法後では，メタアナリシスの結果からリツキシマブはニューモシスチス肺炎のリスクとなることが示されST合剤の予防内服が推奨されており[20]，小児特発性ネフローゼ症候群患者に対してもその使用を検討すべきである．

また小児では，B型肝炎ウイルスのリツキシマブ使用後劇症化の報告はないものの，リツキシマブを安全に使用するためにリツキシマブ投与前にB型肝炎ウイルス，C型肝炎ウイルス，真菌の感染スクリーニングを行ってから使用するべきである[c,21]．

2. 感染予防

a) 水痘濃厚接触時の感染予防対策

免疫が低下している患者が水痘患者に接触した際には，米国小児科学会(AAP)では以下のいずれかに該当するもの(①過去の水痘罹患，②問診時すでに発症している，③血液検査で十分な免疫を有している，④2回ワクチンを接種している)以外が，感染者と接触(家族内に水痘患者が発生した場合，5分以上対面して室内で遊んだ場合，院内接触では1部屋に2～4床の同室またはそれ以上の病床がある部屋での隣接病床，感染者と対面しての接触，帯状疱疹患者との接触）した際に，接触後10日間以内であれば水痘帯状疱疹免疫グロブリン［varicella-zoster immune globulin：VARIZIG®（日本未承認）］の接種を行うことが推奨されているが[b]，わが国では採用されていない．水痘帯状疱疹免疫グロブリンが使用不可能な場合，代用として免疫グロブリン製剤の使用が推奨されている．何らかの理由で免役グロブリン製剤が投与できなければ，アシクロビルの予防内服も有用であることも報告されている[21]．よってわが国では重症化が懸念される小児が水痘患者と濃厚接触した際には，米国小児科学会（AAP）の推奨に準拠し接触後10日以内であれば免疫グロブリン療法（Intravenous immunoglobulin：IVIG）400 mg/kg（単回の経静脈投与），投与困難であれば接触後の7～10日後からアシクロビル80 mg/kg/日（最大量3,200 mg/日）分4またはバラシクロビル60 mg/kg/日（最大量3,000 mg/日）分3を7日間，予防内服を行うことが現実的である[d,22]．

b）その他の感染予防対策

膠原病や移植領域では，免疫抑制薬や高用量ステロイド治療により高頻度にニューモシスチス肺炎などの重篤な感染症を合併することが知られており[e,f]，成人のネフローゼ症候群においては，免疫抑制薬や生物学的製剤，ステロイド20 mg/日が1か月以上投与される際などには，腎機能に注意したうえでのST合剤の投与は妥当と考えられている[g]．小児においても長期間ネフローゼ状態が持続する場合や，高度な免疫抑制状態が長期間にわたる場合には，小児腎臓病を専門とする医師のもとでガンマグロブリン製剤やST合剤を含めた抗菌薬の投与を検討してもよい．

参考にした二次資料

a）Kidney Disease：Improving Global Outcomes（KDIGO）：Chapter 3：Steroid-sensitive nephrotic syndrome in children. Kidney Int Suppl 2012；2：163-171.

b）American Academy of Pediatrics：Immunization in special clinical circumstances. in：Red Book：2018-2021 Report of the Committee on Infectious Diseases, 31st ed, edited by Kimberlin DW, et al.；American Academy of Pediatrics. Committee on Infectious Disease. Elk Grove Village, American Academy of Pediatrics 2018：84-85.

c）日本肝臓学会 肝炎診療ガイドライン作成委員会編集：B型肝炎治療ガイドライン（第3版）．日本肝臓学会，2017：127-128.

d）American Academy of Pediatrics：Varicella-Zoster Infections. in：Red Book：2018-2021 Report of the Committee on Infectious Diseases, 31st ed, edited by Kimberlin DW, et al.；American Academy of Pediatrics. Committee on Infectious Disease. Elk Grove Village：American Academy of Pediatrics 2018：876-878.

e）Thomas CF Jr, et al.：Pneumocystis pneumonia. N Engl J Med 2004；350：2487-2498.

f）Kidney Disease：Improving Global Outcomes（KDIGO）Transplant Work Group：KDIGO clinical practice guideline for the care of kidney transplant recipients. Am J Transplant 2009；9：S1-S155.

g）厚生労働科学研究費補助金難治性疾患等政策研究事業（難治性疾患政策研究事業）難治性腎疾患に関する調査研究班編集：エビデンスに基づくネフローゼ症候群診療ガイドライン2017．東京，東京医学社，2017.

文献

1）Giangiacomo J, et al.：Serum immunoglobulins in the nephrotic syndrome. A possible cause of minimal-changenephrotic syndrome. N Engl J Med 1975；293：8-12.

2）Spika JS, et al.：Serum antibody response to pneumococcal vaccine in children with nephrotic syndrome. Pediatrics 1982；69：219-223.

3）McLean RH, et al.：Decreased serum factor B concentration associated with decreased opsonization of Escherichia coli in the idiopathic nephrotic syndrome. Pediatr Res 1977；11：910-916.

4）Anderson DC, et al.：Assessment of serum factor B, serum opsonins, granulocyte chemotaxis, and infection in nephrotic syndrome of children. J Infect Dis 1979；140：1-11.

5）Ballow M, et al.：Serum hemolytic factor D values in children with steroid-responsive idiopathic nephrotic syndrome. J Pediatr 1982；100：192-196.

6) LAWSON D, et al. : Forty years of nephrosis in childhood. Arch Dis Child 1960 ; 35 : 115-126.

7) ARNEIL GC : 164 children with nephrosis. Lancet 1961 ; 2 : 1103-1110.

8) Rubin LG, et al. ; Infectious Diseases Society of America : 2013 IDSA clinical practice guideline for vaccination of the immunocompromised host. Clin Infect Dis 2014 ; 58 : e44-e100.

9) Hsu K, et al. ; Massachusetts Department of Public Health Epidemiologists : Population-based surveillance for childhood invasive pneumococcal disease in the era of conjugate vaccine. Pediatr Infect Dis J 2005 ; 24 : 17-23.

10) Ulinski T, et al. : High serological response to pneumococcal vaccine in nephrotic children at disease onset on high-dose prednisone. Pediatr Nephrol 2008 ; 23 : 1107-1113.

11) Aoun B, et al. : Polysaccharide pneumococcal vaccination of nephrotic children at disease onset-long-term data. Pediatr Nephrol 2010 ; 25 : 1773-1774.

12) Liakou CD, et al. : Safety, immunogenicity and kinetics of immune response to 7-valent pneumococcal conjugate vaccine in children with idiopathic nephrotic syndrome. Vaccine 2011 ; 29 : 6834-6837.

13) Poyrazoğlu HM, et al. : Antibody response to influenza A vaccination in children with nephrotic syndrome. Pediatr Nephrol 2004 ; 19 : 57-60.

14) Tanaka S, et al. : Serologic response after vaccination against influenza (A/H1N1) pdm09 in children with renal disease receiving oral immunosuppressive drugs. Vaccine 2015 ; 33 : 5000-5004.

15) Krensky AM, et al. : Peritonitis in childhood nephrotic syndrome : 1970-1980. Am J Dis Child 1982 ; 136 : 732-736.

16) Kamei K, et al. : Prospective Study of Live Attenuated Vaccines for Patients with Nephrotic Syndrome Receiving Immunosuppressive Agents. J Pediatr 2018 ; 196 : 217-222.

17) Dowell SF, et al. : Severe varicella associated with steroid use. Pediatrics 1993 ; 92 : 223-228.

18) Furth SL, et al. ; Southwest Pediatric Nephrology Study Group : Varicella vaccination in children with nephrotic syndrome : a report of the Southwest Pediatric Nephrology Study Group. J Pediatr 2003 ; 142 : 145-148.

19) Sato M, et al. : Atypical Pneumocystis jiroveci pneumonia with multiple nodular granulomas after rituximab for refractory nephrotic syndrome. Pediatr Nephrol 2013 ; 28 : 145-149.

20) Jiang X, et al. : Prophylaxis and Treatment of Pneumocystis jiroveci Pneumonia in Lymphoma Patients Subjected to Rituximab-Contained Therapy : A Systemic Review and Meta-Analysis. PLoS One 2015 ; 10 : e0122171.

21) Liao TL, et al. : Rituximab May Cause Increased Hepatitis C Virus Viremia in Rheumatoid Arthritis Patients Through Declining Exosomal MicroRNA-155. Arthritis Rheumatol 2018 ; 70 : 1209-1219.

22) Goldstein SL, et al. : Acyclovir prophylaxis of varicella in children with renal disease receiving steroids. Pediatr Nephrol 2000 ; 14 : 305-308.

G. 移行医療

要 約

1. 小児特発性ネフローゼ症候群は，慢性腎臓病のなかでも移行医療の対象となる主要疾患である．
2. スムーズな転科，移行医療を進めるためには，早期から移行プログラムを考慮した診療を行い，転科時には成人診療科との併診期間を設けることが望ましい．

近年，小児期発症特発性ネフローゼ症候群患者の約 20 ～ 50% が寛解を維持できずに成人期に持ち越すと報告されており[1-4]，従来の国際小児腎臓病研究班（ISKDC）からの報告（約 10%）[5]より高率である．そしてこれら思春期・成人期に持ち越した小児期発症ネフローゼ症候群患者では，ステロイドや免疫抑制薬による副作用（低身長，肥満，骨粗鬆症，白内障，高血圧，無・乏精子症など）の併発が多いことが示されている[1-4]．

2014 年に日本腎臓学会，日本小児腎臓病学会，日本小児泌尿器科学会の協力のもとに行われた，成人期に達した小児期発症慢性腎臓病患者の移行に関する実態調査では[6]，多種多様な小児腎泌尿器疾患が移行医療の対象となり得ること，特発性ネフローゼ症候群が全体の約 15% を占め，移行医療の対象となり得る患者数が多いことが明らかとなった．したがって，発症時から将来の移行に向けた配慮が必要である．

1993 年，米国思春期学会の声明で，「移行(transition)とは，小児科から成人診療科への転科(transfer)を含む一連の過程を示すもので，思春期の患者が成人診療科に移るときに必要な医学的・社会心理的・教育的・職業的支援の必要性について配慮した多面的な行動計画である」と定義された[7]．したがって転科(transfer)は，移行(transition)の一部の出来事にすぎない．

小児慢性腎臓病(chronic kidney disease：CKD)患者に対しては，2011 年に国際腎臓学会，国際小児腎臓学会から移行医療について提言が発表され，転科時期は 14 ～ 24 歳が適切で，準備と評価を行ってから成人診療科へ転科すべきで，その情報を成人診療科へ伝えることとされている[8]．

日本腎臓学会と日本小児腎臓病学会の監修により，2015 年に「小児慢性腎臓病患者における移行医療についての提言」[9]が，2016 年に「思春期・青年期の患者のための CKD 診療ガイド(以下，CKD 診療ガイド)」[10]が公表されている．CKD 診療ガイドは，移行医療の概念・意義，移行プログラム，思春期・青年期の腎臓病の診断・治療・管理から構成されており，参考にされたい．CKD 診療ガイドでは，6 つの領域からなる移行プログラムの支援・教育内容が示され，特に心理的支援と自己支持(患者が自分の疾患や合併症，治療に関する知識を持ち，自分の健康状態を説明できること)は，他の領域の支援を達成するための基礎となるものとして重要視されている[10]．さらに，小児科医師と成人診療科医師では，治療方法や説明方法が異なり，こうした医療環境の変化を緩和するために，転科の準備が整った段階で，併診期間を設けることが望ましいとしている[10]．

小児と成人では，ステロイドの投与方法や投与期間など，特発性ネフローゼ症候群に対する治療方法が異なること(treatment gap)が，転科を妨げる大きな要因となっていることも明らかにされている[11]．前述の成人期に達した小児期発症慢性腎臓病患者の移行に関する実態調査では[6]，小児科から成人診療科への転科時期は，20 ～ 24 歳が最多で約 65% を占め，小児科での診療が中断(一部は終了)した後，紹介なく成人診療科へ受診した理由は，原疾患の再発や増悪が約 25% を占めていた．本実態調査から，患者が途中でドロップアウトしないよう，治療の継続性を考慮した移行医療を行う必要があることが示唆された．2015 年 7 月から一次性ネフローゼ症候群は，指定難病に認定されており，成人に達しても医療費の助成を受給できるようになり，小児期からの治療を継続しやすくなっている．

2017 年に日本腎臓学会評議員 612 名と日本小児腎臓病学会代議員 153 名を対象に「小児慢性腎臓病患者における移行医療についての提言」と「思春期・青年期の患者のための CKD 診療ガイド」の認知，理解，活用に関するアンケート調査が行われ，①移行プログラムを実践する体制が整備されている医療機関はほとんどないものの，日本腎臓学会評議員の約 50%，日本小児腎臓病学会代議員の約 80% が，思春期・青年期の CKD 患者に対し，自分の健康状態(疾患・合併症，治療内容)を自ら説明できるための支援や服薬を中心としたセルフケアができるための支援を実施していること，②日本腎臓学会評議員の約 20%，日本小児腎臓病学会代議員の約 40% が，移行期間に小児科と成人診療科の併診期間を設けていることが報告されている[12]．本調査結果から，思春期・青年期の CKD 患者に対する移行医療への取り組みは，少しずつではあるが実践されていることがうかがえる．また，2018年には日本腎臓学会評議員と日本小児腎臓病学会代議員を対象に微小変化型ネフローゼ症候群の診療ガイドラインの認知度と活用状況に関するアンケート調査が行われ，成人診療科と小児科で認知されている，あるいは活用されている診療ガイドラインは大きく異なっていることが浮き彫りとなった．このことから，成人診療科と小児科の treatment gap を認識し，両疾患の移行期医療支援ガイドや移行期医療支援ツールを整備することが必要と考えられた[13]．

これらを受けて，2019年に，CKD患者の自立律支援と成人診療科へのスムーズな転科支援を目的として，「腎疾患の移行期医療支援ガイド－IgA腎症・微小変化型ネフローゼ症候群－」が発刊された．移行期医療支援ツールとして，CKD患者への病気と治療法の説明文書，移行準備評価チェックリストが掲載されており，参考にされたい[14]．

文献

1）Fakhouri F, et al. : Steroid-sensitive nephrotic syndrome : From childhood to adulthood. Am J Kidney Dis 2003 ; 41 : 550-557.

2）Rüth EM, et al. : Children with steroid-sensitive nephrotic syndrome come of age : long-term outcome. J Pediatr 2005 ; 147 : 202-207.

3）Kyrieleis HA, et al. : Long-term outcome of biopsy-proven, frequently relapsing minimal-change nephrotic syndrome in children. Clin J Am Soc Nephrol 2009 ; 4 : 1593-1600.

4）Ishikura K, et al. ; Japanese Study Group of Renal Disease in Children : Morbidity in children with frequently relapsing nephrosis : 10-year follow-up of a randomized controlled trial. Pediatr Nephrol 2015 ; 30 : 459-468.

5）Tarshish P, et al. : Prognostic significance of the early course of minimal change nephrotic syndrome : Report of the International Study of Kidney Disease in Children. J Am Soc Nephrol 1997 ; 8 : 769-776.

6）Hattori M, et al. : Transition of adolescent and young adult patients with childhood-onset chronic kidney disease from pediatric to adult renal services : a nationwide survey in Japan. Clin Exp Nephrol 2016 ; 20 : 918-925.

7）Blum RW, et al. : Transition from child-centered to adult health-care system for adolescents with chronic conditions. A position paper of the Society for Adolescent Medicine. J Adolesc Health 1993 ; 14 : 570-576.

8）Watson AR, et al. ; International Society of Nephrology ; International Pediatric Nephrology Association : Transition from pediatric to adult renal services : a consensus statement by the International Society of Nephrology（ISN）and the International Pediatric Nephrology Association（IPNA）. Kidney Int 2011 ; 80 : 704-707.

9）厚生労働省難治性疾患等政策研究事業「難治性腎疾患に関する調査研究」研究班診療ガイドライン分科会トランジションWG，日本腎臓学会，日本小児腎臓病学会．小児慢性腎臓病患者における移行医療についての提言－思春期・若年成人に適切な医療を提供するために－．日腎会誌 2015 ; 57 : 789-803.

10）日本腎臓学会，日本小児腎臓病学会監修：厚生労働省難治性疾患克服研究事業難治性腎疾患に関する調査研究班編集：思春期・青年期の患者のためのCKD診療ガイド．日腎会誌 2016 ; 58 : 1095-1233.

11）Honda M, et al. : The problem of transition from pediatric to adult healthcare in patients with steroid-sensitive nephrotic syndrome（SSNS）: a survey of the experts. Clin Exp Nephrol 2014 ; 18 : 939-943.

12）佐古まゆみほか：「小児慢性腎臓病患者における移行医療についての提言」と「思春期・青年期の患者のためのCKD診療ガイド」の認知，理解，活用に関するアンケート調査の報告．日腎会誌 2018 ; 60 : 972-977.

13）三浦健一郎ほか：IgA腎症と微小変化型ネフローゼ症候群の診療ガイドラインの認知度と活用状況に関するアンケート調査の報告．日腎会誌 2019 ; 61 : 51-57.

14）厚生労働省科学研究費補助金難治性疾患等政策研究事業（難治性疾患政策研究事業）難治性腎障害に関する調査研究班編集：腎疾患の移行期医療支援ガイド－IgA腎症・微小変化型ネフローゼ症候群－．東京，東京医学社，2019.

付記6 医療助成制度

小児のネフローゼ症候群に対する医療助成制度としては以下のものがある.

● **小児慢性特定疾病の医療費助成(表1)** [小児慢性特定疾病情報センター(https://www.shouman.jp)]

① 治療の確立・普及および患者家族の医療費の負担軽減を目的とする.

② 認定された疾患の治療に要する費用で各種慰労保険自己負担分および食事療養費自己負担分が助成される.

表1 小児慢性特定疾病の医療費助成

対象疾患	腎炎・ネフローゼ区分(11疾患), 腎または尿路の異常区分(23疾患)のうち, 内科的な治療を助成する. ただし, 疾患ごとに一定の基準が設けられている. 以下に特発性ネフローゼ症候群に含まれる各疾患を記載する. **微小変化型ネフローゼ症候群** ・半年間で3回以上再発した場合または1年間に4回以上再発した場合 ・治療で免疫抑制薬又は生物学的製剤を用いる場合 ・腎移植を行った場合 **巣状分節性糸球体硬化症** 病理診断で診断が確定し, 治療でステロイド, 免疫抑制薬, 生物学的製剤, 抗凝固薬, 抗血小板薬, アルブミン製剤もしくは降圧薬のうち一つ以上を用いる場合または腎移植を行った場合. **上記以外のネフローゼ症候群** 次のいずれかに該当する場合. ・半年間で3回以上再発した場合または1年間に4回以上再発した場合 ・治療で免疫抑制薬又は生物学的製剤を用いる場合 ・ステロイド抵抗性ネフローゼ症候群の場合 ・腎移植を行った場合
対象者	満18歳未満, 引き続き治療が必要と認められる場合は, 満20歳まで延長可能. ただし満18歳を過ぎてからの新規申請はできない.
月額自己負担限度額	生計中心者の課税状況により, 月額自己負担額が決定される. 最大入院11,500円, 外来5,750円, 人工透析(HD・PD)を実施している患者は重症患者に認定され自己負担は免除される.

HD：hemodialysis(血液透析), PD：peritoneal dialysis(腹膜透析)

(小児慢性特定疾病情報センター〈https://www.shouman.jp〉より作成)(2018.6.20にアクセス)

● 指定難病患者への医療費助成制度［難病情報センター（http://www.nanbyou.or.jp）］

・「難病法」による医療費助成の対象となるのは，原則として「指定難病」と診断され，「重症度分類等」に照らして病状の程度が一定程度以上の場合である

・確立された対象疾病の診断基準とそれぞれの疾病の特性に応じた重症度分類等が，個々の疾病ごとに設定されている

・一次性ネフローゼ症候群の場合の以下のいずれかを満たす場合を重症として対象にする

①　ネフローゼ症候群の診断後，一度も完全寛解に至らない場合（定義は**表 2** を参照）

②　ステロイド依存性あるいは頻回再発型を呈する場合（定義は**表 2** と**表 3** を参照）

③　CKD 重症度分類の赤色の部分の場合（**図 1**）

④　蛋白尿 0.5 g/gCr 以上の場合

＊治療開始後における重症度分類については，適切な医学的管理の下で治療が行われている状態において，直近6か月間で最も悪い状態を医師が判断することとする

・症状の程度が上記の重症度分類等で一定以上に該当しない者であるが，高額な医療を継続することが必要なものについては，医療費助成の対象とする（軽症高額該当）

・月額自己負担限度額は生計中心者の課税状況により決定されるが，最大入院・外来合わせて 30,000 円（ただし入院時の食費は全額自己負担）

その他末期腎不全状態となり透析治療や腎移植を行う場合は育成医療や更生医療も対象となり，また身体障害者手帳（1 級）も交付される．

表2 ネフローゼ症候群の治療効果判定基準

治療効果の判定は治療開始後 1 か月，6 か月の尿蛋白量定量で行う．
・完全寛解：尿蛋白 0.3 g/日
・不完全寛解 I 型：0.3 g/日≦尿蛋白＜ 1.0 g/日
・不完全寛解 II 型：1.0 g/日≦尿蛋白＜ 3.5 g/日
・無効：尿蛋白≧ 3.5 g/日

註：1）ネフローゼ症候群の診断・治療効果判定は 24 時間蓄尿により判断すべきであるが蓄尿ができない場合には随時尿の尿蛋白 / クレアチニン比（g/gCr）を使用してもよい．
2）6 か月の時点で完全寛解，不完全寛解 I 型の判定には原則として臨床症状および血清蛋白の改善を含める．
3）再発は完全寛解から，尿蛋白 1 g/日（1 g/gCr）以上，または（2+）以上の尿蛋白が 2 ～ 3 回持続する場合とする．
4）欧米においては，部分寛解（partial remission）として尿蛋白の 50% 以上の減少と定義することもあるが，わが国の判定基準には含めない．

（難病情報センター〈http://www.nanbyou.or.jp〉より）（2018.6.20 にアクセス）

表3 ネフローゼ症候群の治療反応による分類

ステロイド抵抗性ネフローゼ症候群	十分量のステロイドのみで治療して 1 か月後の判定で完全寛解または不完全寛解 I 型に至らない場合とする．
難治性ネフローゼ症候群	ステロイドと免疫抑制薬を含む種々の治療を 6 か月行っても，完全寛解または不完全寛解 I 型に至らないものとする．
ステロイド依存性ネフローゼ症候群	ステロイドを減量中または中止後再発を 2 回以上繰り返すため，ステロイドを中止できない場合とする．
頻回再発型ネフローゼ症候群	6 か月間に 2 回以上再発する場合とする．
長期治療依存性ネフローゼ症候群	2 年間以上継続してステロイド，免疫抑制薬などで治療されている場合とする．

（難病情報センター〈http://www.nanbyou.or.jp〉より）（2018.6.20 にアクセス）

				A1	A2	A3
		蛋白尿区分		A1	A2	A3
		尿蛋白定量（g/日） 尿蛋白/Cr比（g/gCr）		正常	軽度蛋白尿	高度蛋白尿
				0.15未満	0.15〜0.49	0.50以上
GFR区分（mL/分/1.73m²）	G1	正常または高値	≧90	緑	黄	オレンジ
	G2	正常または軽度低下	60〜89	緑	黄	オレンジ
	G3a	軽度〜中等度低下	45〜59	黄	オレンジ	赤
	G3b	中等度〜高度低下	30〜44	オレンジ	赤	赤
	G4	高度低下	15〜29	赤	赤	赤
	G5	末期腎不全（ESKD）	＜15	赤	赤	赤

図1 CKD 重症度分類ヒートマップ

（難病情報センター〈http://www.nanbyou.or.jp〉より）（2018.6.20 にアクセス）

CQ・文献検索式

▶主に用いたデータベースは，PubMed，医中誌 Web，The Cochrane Library で，検索対象期間は原則 2017 年 12 月までである．さらに，必要に応じて検索外の追加を行い，適宜必要と考えられる文献を選択した．原則査読のある論文を選択し，言語は英語と日本語とした．

CQ1：小児特発性ネフローゼ症候群の初発時治療において，プレドニゾロンは 8 週間治療（ISKDC 法）と 12 週間以上治療（長期漸減法）のどちらが推奨されるか

✦ **PubMed**（2018 年 5 月 20 日検索）

#1 "Nephrotic Syndrome"[TW]

#2 child*[TW] OR infant*[TW] OR boy*[TW] OR girl*[TW] OR pediatric*[TW] OR paediatric*[TW]

#3 #1 AND #2

#4 "Adrenal Cortex Hormones"[MH] OR "Adrenal Cortex Hormones" [PA]

#5 Prednisolone[TW]

#6 Prednisone[TW]

#7 #4 OR #5 OR #6

#8 #3 AND #7

#9 #8 AND (systematic[SB] OR Meta-Analysis[PT])

検索結果 54 件（システマティックレビュー）

#10 (randomized controlled trial[pt] OR controlled clinical trial[pt] OR randomized[tiab] OR placebo[tiab] OR clinical trials as topic [mesh:noexp] OR randomly[tiab] OR trial[ti] NOT (animals[mh] NOT humans [mh]))

#11 #8 AND #10

#12 ISKDC[TIAB]

#13 #8 AND #12

#14 #11 OR #13

検索結果 239 件（ランダム化比較試験）

✦ **医中誌 Web**（2018 年 6 月 2 日検索）

#1 (ネフローゼ /TH) and (SH= 薬物療法)

#2 (副腎皮質ホルモン /TH) and (SH= 治療的利用)

#3 #1 and #2

#4 (Prednisone/TH or プレドニゾン /AL)

#5 (Prednisolone/TH or プレドニゾロン /AL)

#6 初期治療 /AL

#7 長期漸減 /AL

#8 (国際法 /TH or 国際法 /AL)

#9 ISKDC/AL

#10 #4 or #5 or #6 or #7 or #8 or #9

#11 #1 and #10

#12 #3 or #11

#13 (#12) and (PT= 会議録除く CK= ヒト)

#14 （#13）and（CK= 新生児 , 乳児（1 ～ 23 ヶ月）, 幼児（2 ～ 5）, 小児（6 ～ 12）, 青年期（13 ～ 18））

#15 （小児 /TH or 小児 /AL）

#16 #13 and #15

#17 #14 or #16

#18 （#17）and（PT= 原著論文 , 総説）

#19 （#17）and（RD= メタアナリシス , ランダム化比較試験 , 準ランダム化比較試験 , 比較研究 , 診療ガイドライン）

#20 #18 or #19

#21 （#20）and（DT=1900:2017）

検索結果 260 件

✦ **The Cochrane Library**（2018 年 8 月 22 日検索）

#1 MeSH descriptor: [Nephrotic Syndrome] this term only

#2 MeSH descriptor: [Nephrosis, Lipoid] this term only

#3 nephrotic syndrome

#4 lipoid nephrosis

#5 #1 or #2 or #3 or #4

#6 child* or infant* or boy* or girl* or pediatric* or paediatric* or adolescen*

#7 #5 and #6

#8 MeSH descriptor: [Adrenal Cortex Hormones] explode all trees

#9 Prednisolone:ti,ab,kw

#10 Prednisone:ti,ab,kw

#11 ISKDC

#12 #8 or #9 or #10 or #11

#13 #7 and #12

#14 pubmed:an

#15 #13 not #14 with Publication year from 1900 to 2017, in Trials

検索結果 96 件（Cochrane Controlled Trials Register：CENTRAL）

#16 #13 not #14 with Cochrane Library publication date from Jan 1900 to Dec 2017, in Cochrane Reviews and Cochrane Protocols

検索結果 12 件（The Cochrane Database of Systematic Review：CDSR）

CQ2：小児頻回再発型・ステロイド依存性ネフローゼ症候群に対して免疫抑制薬は推奨されるか

✦ **PubMed**（2018 年 5 月 19 日検索）

#1 "Nephrotic Syndrome"[TW]

#2 "steroid dependent"[TIAB]

#3 frequent*[TIAB] AND relaps*[TIAB]

#4 SDNS[TIAB] OR FRNS[TIAB]

#5 #2 OR #3 OR #4

#6 #1 AND #5

#7 "Immunosuppressive Agents"[MH] OR "Immunosuppressive Agents" [PA]

#8 cyclosporin*[TW]

#9 tacrolimus[TW]

#10 "Cyclophosphamide"[MH] OR cyclophosphamide[TW]

#11 mizoribine[TW]

#12 "Mycophenolic Acid"[MH] OR mycophenol*[TW]

#13 rituximab[TW]

#14 #7 OR #8 OR #9 OR #10 OR #11 OR #12 OR #13

#15 #6 AND #14

#16 child*[TW] OR infant*[TW] OR boy*[TW] OR girl*[TW] OR pediatric*[TW] OR paediatric*[TW] OR adolescen*[TW]

#17 #15 AND #16

#18 #17 AND (systematic[SB] OR Meta-Analysis[PT])) AND 0001[PDAT] : 2017[PDAT]

検索結果 17 件(システマティックレビュー)

#19 (("Epidemiologic Studies"[MH]) OR "Clinical Trials as Topic"[MH]) OR "Clinical Trial" [Publication Type]

#20 #17 AND #19

#21 #20 AND 0001[PDAT] : 2017[PDAT]

検索結果 262 件

✦ **医中誌 Web**（2018 年 6 月 2 日検索）

#1 免疫抑制療法 /TH or 免疫抑制剤 /TH

#2 ステロイド依存 /AL

#3 頻回 /AL and (再発 /TH or 再発 /AL)

#4 #2 or #3

#5 (ネフローゼ症候群 /TH) and (SH= 治療 , 薬物療法)

#6 #4 and #5

#7 (Ciclosporin/TH or シクロスポリン /AL)

#8 (Tacrolimus/TH or タクロリムス /AL)

#9 ("Mycophenolate Mofetil"/TH or ミコフェノール酸モフェチル /AL)

#10 (Cyclophosphamide/TH or シクロフォスファミド /AL)

#11 (Mizoribine/TH or ミゾリビン /AL)

#12 (Rituximab/TH or リツキシマブ /AL)

#13 #1 or #7 or #8 or #9 or #10 or #11 or #12

#14 #5 and #13

#15 #6 or #14

#16 (#15) and (PT= 会議録除く CK= ヒト)

#17 (#16) and (CK= 新生児 , 乳児(1 ~ 23 ヶ月), 幼児(2 ~ 5), 小児(6 ~ 12), 青年期(13 ~ 18))

#18 (小児 /TH or 小児 /AL)

#19 #16 and #18

#20 #17 or #19

#21 (#20) and (PT= 原著論文 , 総説)

#22 (#20) and (RD= メタアナリシス , ランダム化比較試験 , 準ランダム化比較試験 , 比較研究 , 診療ガイドライン)

#23 #21 or #22

#24 (#23) and (DT=1900:2017)

検索結果 286 件

✦ **The Cochrane Library**（2018 年 8 月 22 日検索）

#1 MeSH descriptor: [Nephrotic Syndrome] this term only

#2 MeSH descriptor: [Nephrosis, Lipoid] this term only

#3 nephrotic syndrome

#4 lipoid nephrosis

#5 #1 or #2 or #3 or #4

#6 child* or infant* or boy* or girl* or pediatric* or paediatric* or adolescen*

#7 #5 and #6

#8 steroid dependent

#9 frequent*

#10 relaps*

#11 SDNS

#12 FRNS

#13 #8 or #9 or #10 or #11 or #12

#14 MeSH descriptor: [Immunosuppressive Agents] explode all trees

#15 cyclosporin*

#16 tacrolimus

#17 MeSH descriptor: [Cyclophosphamide] explode all trees

#18 cyclophosphamide

#19 mizoribine

#20 #14 or #15 or #16 or #17 or #18 or #19

#21 #7 and #13 and #20

#22 pubmed:an

#23 #21 not #22

#24 #21 not #22 with Cochrane Library publication date between Jan 1900 and Dec 2017, in Cochrane Reviews, Cochrane Protocols

検索結果 16 件(The Cochrane Database of Systematic Review：CDSR)

#25 #21 not #22 with Publication year from 1900 to 2017, in Trials

検索結果 38 件(The Cochrane Controlled Trials Register：CCTR)

CQ3：小児期発症難治性頻回再発型・ステロイド依存性ネフローゼ症候群に対しリツキシマブ治療は推奨されるか

✦ **PubMed**（2018 年 5 月 20 日検索）

#1 "Nephrotic Syndrome"[TW]

#2 dependent[TIAB]

#3 frequent*[TIAB] AND relaps*[TIAB]

#4 SSNS[TIAB] OR FRNS[TIAB] OR SDNS[TIAB]

#5 refractory[TIAB]

#6 sensitive[TIAB]

#7 #2 OR #3 OR #4 OR #5 OR #6

#8 #1 AND #7

#9 "Rituximab"[TW] OR rituxan[TIAB]

#10 #8 AND #9

#11 #10 AND (child*[TW] OR infant*[TW] OR boy*[TW] OR girl*[TW] OR pediatric*[TW] OR paediatric*[TW] OR adolescen*[TW])

#12 #11 AND 0001[PDAT] : 2017[PDAT]

検索結果 121 件

✦ **医中誌 Web**（2018 年 6 月 2 日検索）

#1 （ネフローゼ症候群 /TH or ネフローゼ症候群 /AL）

#2 （Rituximab/TH or リツキシマブ /AL）

#3 リツキサン /AL

#4 rituxan/AL

#5 #2 or #3 or #4

#6 #1 and #5

#7 （#6）and（PT= 会議録除く CK= ヒト）

#8 （#7）and（CK= 新生児 , 乳児（1 ～ 23 ヶ月）, 幼児（2 ～ 5）, 小児（6 ～ 12）, 青年期（13 ～ 18））

#9 （小児 /TH or 小児 /AL）

#10 #7 and #9

#11 #8 or #10

#12 （#11）and（DT=1900:2017）

検索結果 111 件

✦ **The Cochrane Library**（2018 年 8 月 22 日検索）

#1 MeSH descriptor: [Nephrotic Syndrome] this term only

#2 MeSH descriptor: [Nephrosis, Lipoid] this term only

#3 nephrotic syndrome

#4 lipoid nephrosis

#5 #1 or #2 or #3 or #4

#6 child* or infant* or boy* or girl* or pediatric* or paediatric* or adolescen*

#7 #5 and #6

#8 dependent

#9 frequent*

#10 relaps*

#11 SDNS

#12 FRNS

#13 SSNS

#14 refractory

#15 sensitive

#16 #8 or #9 or #10 or #11 or #12 or #13 or #14 or #15

#17 Rituximab

#18 MeSH descriptor: [Rituximab] explode all trees

#19 #17 or #18

#20 #7 and #16 and #19

#21 #7 and #16 and #19 with Cochrane Library publication date between Jan 1900 and Dec 2017, in Cochrane Reviews, Cochrane Protocols

検索結果 5 件（The Cochrane Database of Systematic Review：CDSR）

#22 #7 and #16 and #19 with Publication year from 1900 to 2017, in Trials

検索結果 24 件（The Cochrane Controlled Trials Register：CCTR）

CQ4：小児ステロイド抵抗性ネフローゼ症候群に対して免疫抑制薬は推奨されるか

✦ **PubMed**（2018 年 5 月 20 日検索）

#1 "Nephrotic Syndrome"[TW]

#2 resistant[TIAB]

#3 SRNS[TIAB]

#4 refract*[TIAB]

#5 #2 OR #3 OR #4

#6 #1 AND #5

#8 "Glomerulosclerosis, Focal Segmental"[MH]

#9 FGS[TIAB]

#10 FSGS[TIAB]

#11 "segmental glomerulosclerosis"[TW]

#12 "glomerular diseases"[TIAB]

#13 "glomerular disease"[TIAB]

#16 #8 OR #9 OR #10 OR #11 OR #12 OR #13

#17 #6 OR #16

#18 "Immunosuppressive Agents"[MH] OR "Immunosuppressive Agents"[PA]

#19 cyclosporin*[TW]

#20 tacrolimus[TW]

#21 "Cyclophosphamide"[MH] OR cyclophosphamide[TW]

#22 "Mycophenolic Acid"[MH] OR mycophenol*[TW]

#23 #18 OR #19 OR #20 OR #21 OR #22

#24 #17 AND #23

#25 child*[TW] OR infant*[TW] OR boy*[TW] OR girl*[TW] OR pediatric*[TW] OR paediatric*[TW] OR adolescen*[TW]

#26 #24 AND #25

#27 #26 AND (systematic[SB] OR Meta-Analysis[PT])

#28 #27 AND 0001[PDAT] : 2017[PDAT]

検索結果 28 件(システマティックレビュー)

#31 "Epidemiologic Studies"[MH] OR "Clinical Trials as Topic"[MH] OR "Clinical Trial"[Publication Type]

#33 #26 AND #31

#34 #8 OR #9 OR #10 OR #11

#35 #34 AND #23 AND #25

#36 #31 AND #35

#37 #36 AND 0001[PDAT] : 2017[PDAT]

検索結果 236 件

✦ **医中誌 Web**(2018 年 6 月 2 日検索)

#1 (ネフローゼ症候群 /TH or ネフローゼ症候群 /AL)

#2 (糸球体硬化症 - 巣状分節性 /TH or 巣状分節性糸球体硬化症 /AL)

#3 抵抗性 /AL

#4 SNS/AL

#5 #3 or #4

#6 #1 and #5

#7 #2 or #6

#8 ネフローゼ症候群 - ステロイド抵抗性特発性 /TH

#9 #7 or #8

#10 (ネフローゼ症候群 /TH) and (SH= 薬物療法)

#11 #9 and #10

#12 免疫抑制療法 /TH or 免疫抑制剤 /TH

#13 #9 and #12

#14 ((@Methylprednisolone/TH and @" パルス療法(薬物療法)"/TH) or ステロイドパルス療法 /AL)

#15 (Ciclosporin/TH or シクロスポリン /AL)

#16 (Cyclophosphamide/TH or シクロフォスファミド /AL)

#17 (Tacrolimus/TH or タクロリムス /AL)

#18 ("Angiotensin-Converting Enzyme Inhibitors"/TH or アンギオテンシン変換酵素阻害薬 /AL)

#19 ("Angiotensin Receptor Antagonists"/TH or アンジオテンシン受容体拮抗薬 /AL)

#20 (Rituximab/TH or リツキシマブ /AL)

#21 ("Mycophenolate Mofetil"/TH or ミコフェノール酸モフェチル /AL)

#22 (血漿交換 /TH or 血漿交換 /AL)

#23 (血液成分除去法 /TH or 血液成分除去法 /AL)

#24 アフェレシス /AL

#25 ("LDL Lipoproteins"/TH or LDL/AL)

#26 #14 or #15 or #16 or #17 or #18 or #19 or #20 or #21 or #22 or #23 or #24 or #25

#27 #11 and #26

#28 #11 or #13 or #27

#29 (#28) and (PT= 会議録除く CK= ヒト)

#30 (#29) and (CK= 新生児 , 乳児(1 ~ 23 ヶ月), 幼児(2 ~ 5), 小児(6 ~ 12), 青年期(13 ~ 18))

#31 (小児 /TH or 小児 /AL)

#32 #29 and #31

#33 #30 or #32

#34 (#33) and (PT= 原著論文 , 総説)

#35 (#33) and (RD= メタアナリシス , ランダム化比較試験 , 準ランダム化比較試験 , 比較研究 , 診療ガイドライン)

#36 #34 or #35

#37 (#36) and (DT=1900:2017)

検索結果 185 件

✦ **The Cochrane Library** (2018 年 8 月 22 日検索)

#1 MeSH descriptor: [Nephrotic Syndrome] explode all trees

#2 Nephrotic Syndrome

#3 MeSH descriptor: [Nephrosis, Lipoid] this term only

#4 lipoid nephrosis

#5 #1 or #2 or #3 or #4

#6 resistant

#7 SRNS

#8 refract*

#9 #6 or #7 or #8

#10 #5 and #9

#11 MeSH descriptor: [Glomerulosclerosis, Focal Segmental] explode all trees

#12 FGS

#13 FSGS

#14 segmental glomerulosclerosis

#15 glomerular diseases

#16 glomerular disease

#17 #11 or #12 or #13 or #14 or #15 or #16

#18 #10 or #17

#19 MeSH descriptor: [Immunosuppressive Agents] explode all trees

#20 cyclosporin*

#21 tacrolimus

#22 MeSH descriptor: [Cyclophosphamide] explode all trees

#23 Cyclophosphamide

#24 MeSH descriptor: [Mycophenolic Acid] explode all trees

#25 mycophenol*

#26 #19 or #20 or #21 or #22 or #23 or #24 or #25

#27 #18 and #26

#28 pubmed:an

#29 #27 not #28

#30 #27 not #28 with Cochrane Library publication date between Jan 1900 and Dec 2017, in Cochrane Reviews, Cochrane Protocols

検索結果 14 件(The Cochrane Database of Systematic Review:CDSR)

#31 #27 not #28 with Publication year from 1900 to 2017, in Trials

検索結果 82 件(The Cochrane Controlled Trials Register:CCTR)

索　引

和文

欧文

小児特発性ネフローゼ症候群診療ガイドライン 2020

ISBN978-4-7878-2397-7

2020 年 9 月 30 日　初版第 1 刷発行
2021 年 9 月 17 日　初版第 2 刷発行

小児特発性ネフローゼ症候群診療ガイドライン 2013
2013 年 9 月 25 日　初版第 1 刷発行
2014 年 8 月 12 日　初版第 2 刷発行

監　　修　一般社団法人 日本小児腎臓病学会
作　　成　難治性疾患政策研究事業
「小児腎領域の希少・難治性疾患群の診療・研究体制の確立」
（厚生労働科学研究費補助金）
発 行 者　藤実彰一
発 行 所　株式会社　診断と治療社
〒 100-0014　東京都千代田区永田町 2-14-2　山王グランドビル 4 階
TEL：03-3580-2750（編集）　03-3580-2770（営業）
FAX：03-3580-2776
E-mail：hen@shindan.co.jp（編集）
eigyobu@shindan.co.jp（営業）
URL：http://www.shindan.co.jp/
印刷・製本　広研印刷 株式会社